Knaur

URSULA SUMM

iss. dich. schlank.

Abnehmen und Schlemmen
mit der besten Diät
seit Atkins, Glyx und Trennkost

www.knaur-ratgeber.de

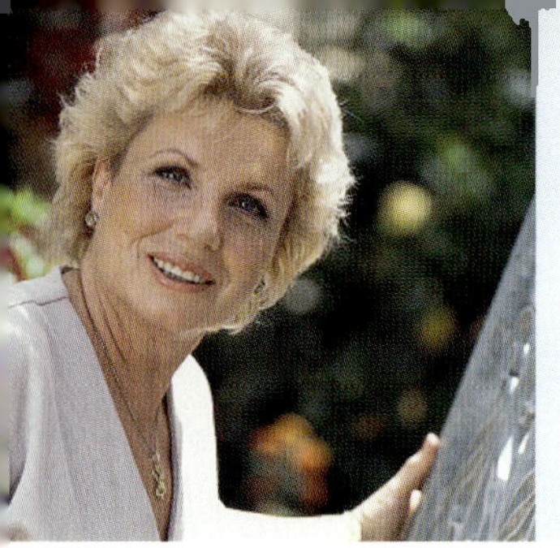

dich. iss. schlank.

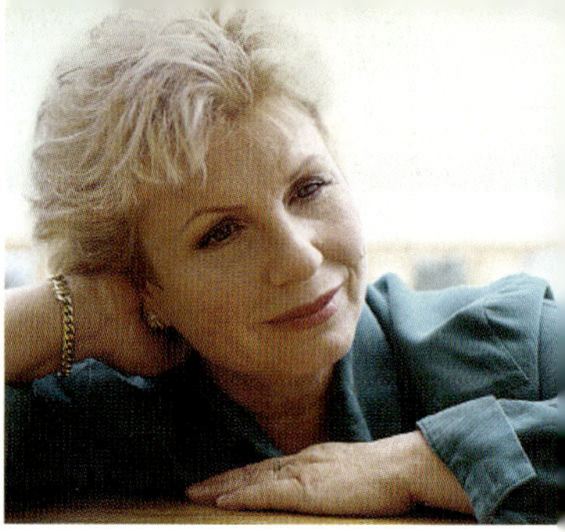

Inhaltsverzeichnis

Vorwort 7

Wie alles begann 8

Wie ich zur Trennkost kam 10
Wichtige Wegbegleiter 10
Meine Diät-Erfahrungen 11

Ganz normal – oder schon zu dick? 14

Die Angst vor dem Dickwerden 16
Nicht jeder Dicke ist ein Vielfraß 16
Ihr ganz persönliches Wohlfühlgewicht 18
Macht Fett wirklich fett? 19
Kohlenhydrate – die wahren »Dickmacher« 21
Schlüsselsubstanz Insulin 23
Wie Essen hungrig macht 26
Ausweg aus dem Blutzucker-Zickzack 28
GLYX-Tabelle 29

Der iss.dich.schlank.-Genießerplan 30

Der gezielte Weg von dick nach dünn 32
Kalium hilft beim Abnehmen 35
Vergessen Sie das Trinken nicht 35
Spezial: Ein Erfahrungsbericht 36
Einfach süßen ohne Zucker 38
Stevia – die süße Erfüllung 38
Ich mache das so … 40
Die Grundprinzipien des Programms 41

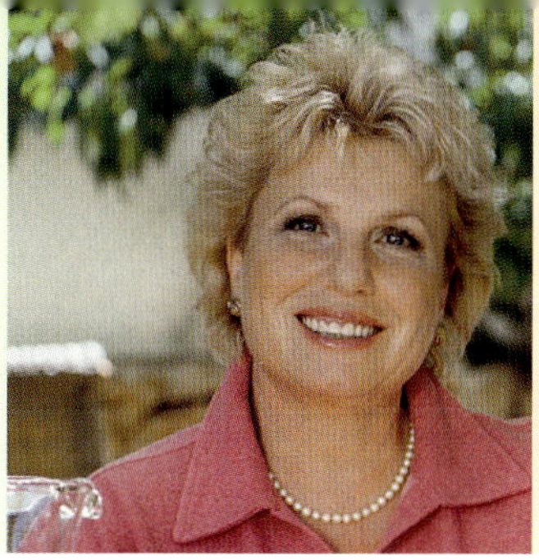 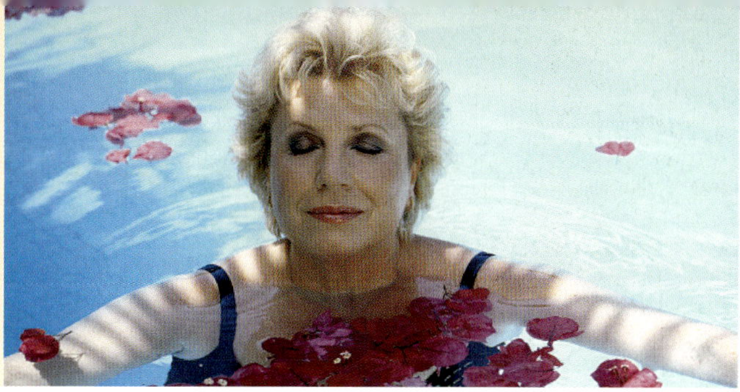

Schlemmen ohne Ende 42

Lebensmitteltabellen und Wochenpläne 44

Heißhunger-Attacken ade 44

Die iss.dich.schlank.-Startwoche 46

Lebensmitteltabelle für die Startwoche 47

Wochenplan der Startwoche 48

Rezepte für die Startwoche 50

Die iss.dich.schlank.-Schlemmerwoche 68

Lebensmitteltabelle für die Schlemmerwoche 69

Wochenplan der Schlemmerwoche 70

Rezepte für die Schlemmerwoche 72

Das iss.dich.schlank.-Endlosprogramm 88

Das Basis-Prinzip: richtig kombinieren 90

Lebensmitteltabelle für das iss.dich.schlank.-Endlosprogramm (Kombiplan) 92

Wochenplan des Endlosprogramms 96

Rezepte für das Endlosprogramm 98

Ich fühl mich wohl wie nie 138

Den Genießerplan abrunden 140

Easy Fitness – Gymnastik so ganz nebenbei 140

Wellness – Balsam für die Seele 145

Das Beauty-Programm 147

Anhang 150

Kopiervorlage iss.dich.schlank.-Einkaufsplaner 150

Literatur 156

Hilfreiche Adressen 156

Ihr persönlicher Kontakt zur Autorin 157

Register 158

Impressum 160

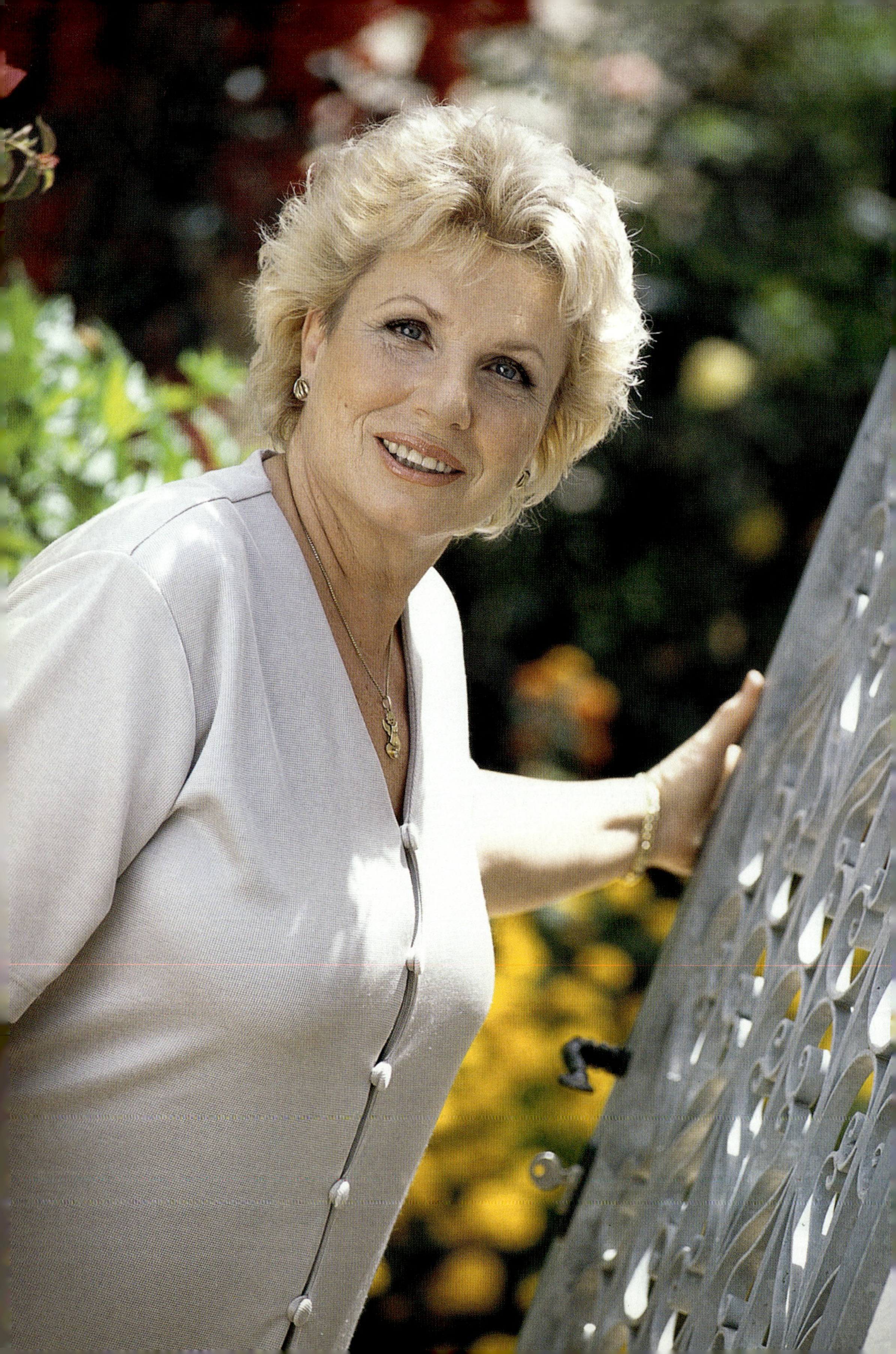

Ein Wort zuvor

Die Sensation ist perfekt: Galten gestern noch die Regeln »Kohlenhydrate braucht der Mensch, Fette sind tabu«, wird nun die Ernährungspyramide auf den Kopf gestellt. Tatsache ist, trotz vieler Diäten, Kalorienzählen, Low Fat oder FdH ist Übergewicht zum Volksproblem Nr. 1 geworden. Wie oft haben Sie schon zu sich selbst gesagt: »Diesmal schaffe ich es bestimmt!« und sind dennoch nach kurzer Zeit gescheitert? Lag es an mangelnder Selbstbeherrschung oder an plötzlichen Heißhungerattacken? Nicht »gut essen« dürfen verlangt einen hohen Preis in Form von Verzicht, Disziplin und Magenknurren.

Dass dies auch anders geht, möchte ich Ihnen beweisen. Statt Einschränkungen oder übereifriger Esskontrollen vermittle ich Ihnen in diesem Buch eine Methode, die Ihnen hilft, das nagende Hungergefühl und die über Sie hereinbrechenden Gelüste zu beenden. Kein Kaloriendefizit quält Ihren Körper mehr. Sie erleben eine ungeheure Veränderung in Ihrem Appetit- und Hungerempfinden, fühlen sich satt und zufrieden und nehmen trotzdem ab.

Viele kennen mich als Autorin zahlreicher Trennkostbücher und fragen sich nun vielleicht, ob ich der Trennkost untreu wurde. Nein – ganz im Gegenteil! Für mich hat die Trennkost nach wie vor den gleichen Stellenwert, sie wird durch diese Methode noch mehr hervorgehoben. Die Zusammenhänge werden Sie verstehen, nachdem Sie dieses Buch gelesen haben. Aber lassen Sie sich überraschen: Was ich Ihnen hier präsentiere, wird Ihnen gefallen.

Herzlichst, Ihre Ursula Summ — Juli 2004

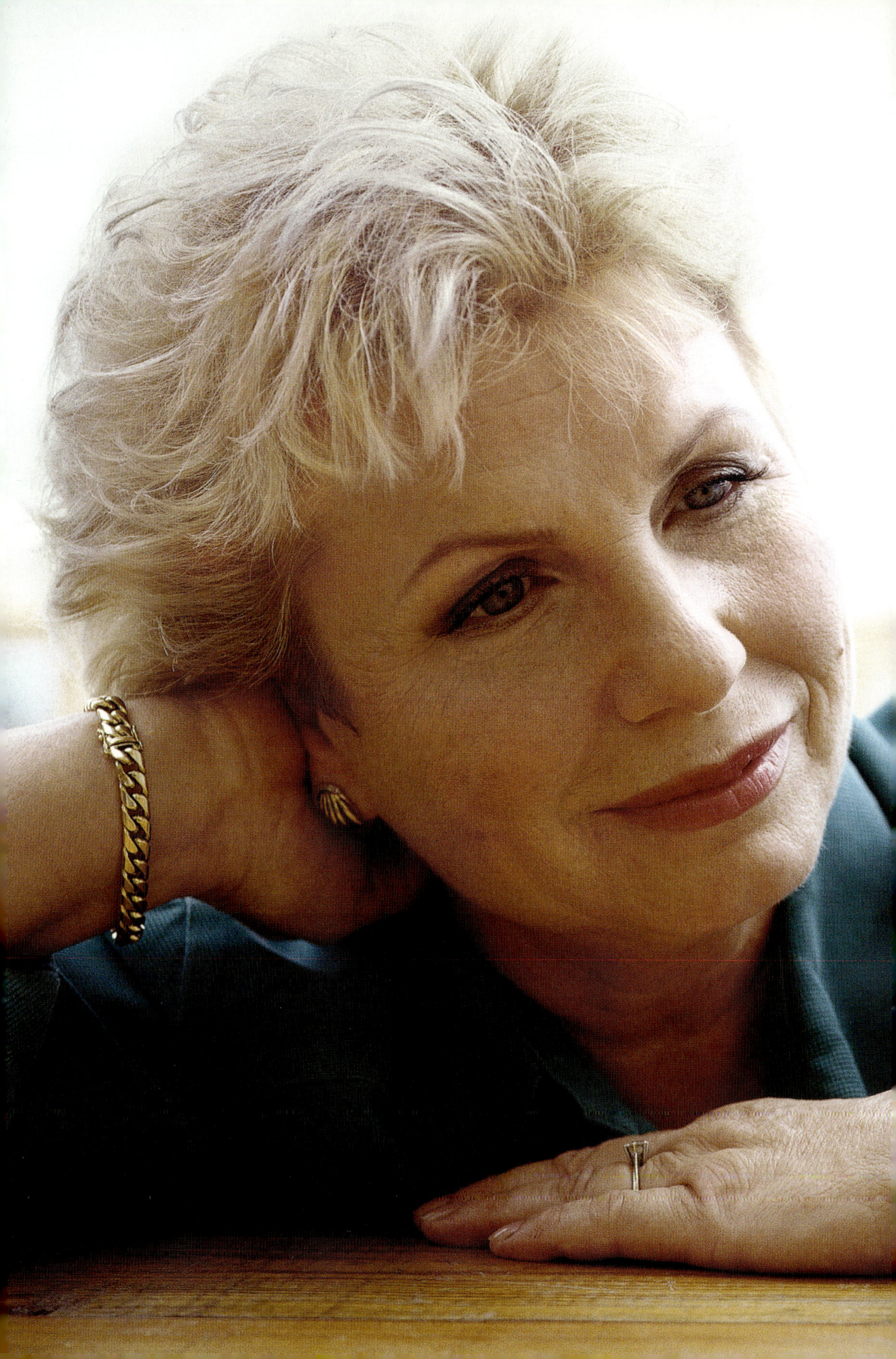

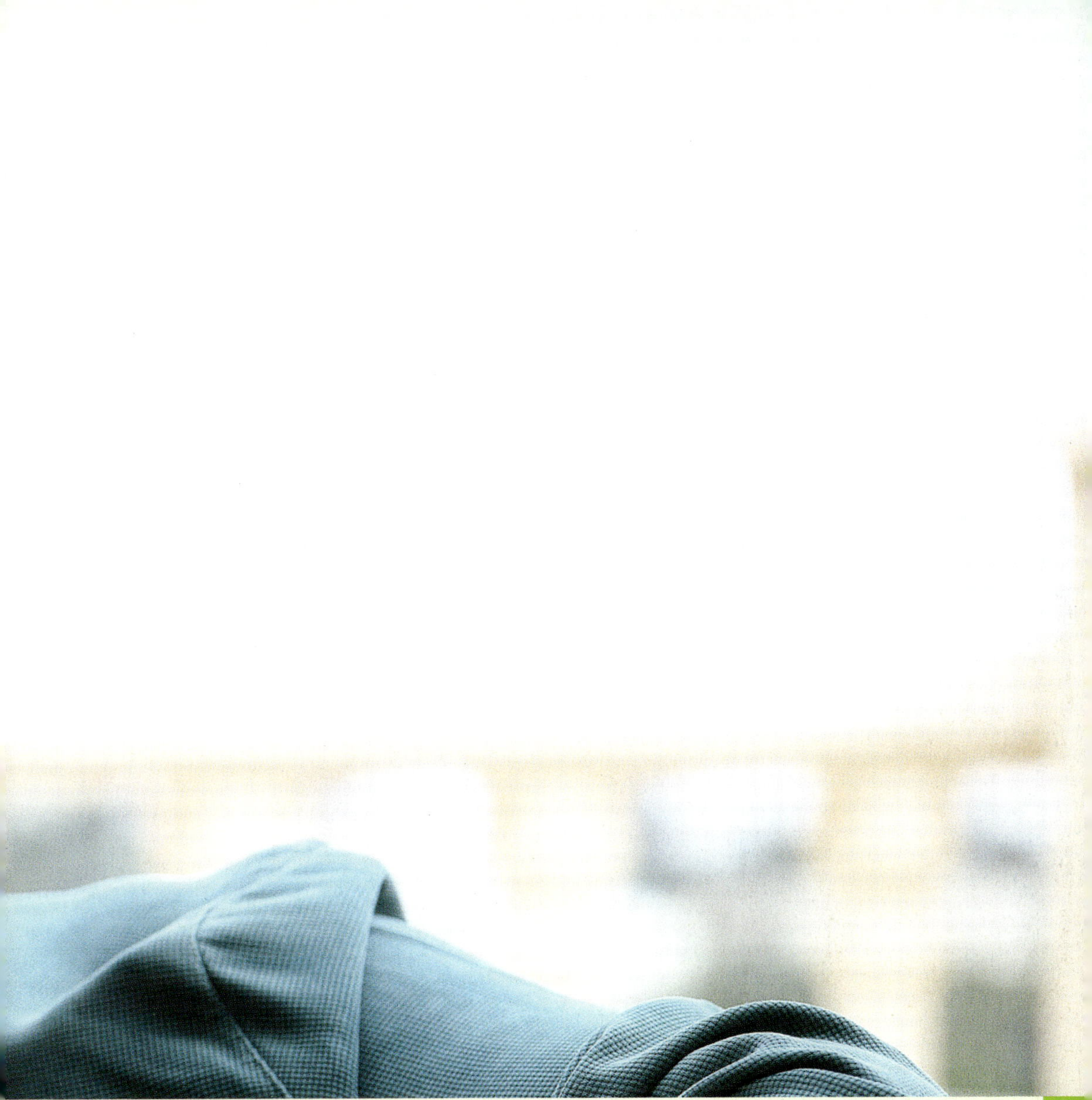

dich. iss. schlank.

Wie alles begann

Mein Weg zu einem genial einfachen Schlankprogramm

Wie ich zur Trennkost kam

Ich bin am 27. März 1947 in Hofheim am Taunus unter dem Sternzeichen des Widders geboren. Die Dynamik des Widders war bei mir schon in frühester Kindheit zu spüren, denn ich versuchte immer mit dem Kopf durch die Wand zu gehen. Dies hinterließ zwar einige Beulen, war aber andererseits sehr lehrreich. Meine überaus aktive Fantasie ließ mich oft die Begrenzungen der Welt vergessen. Ich lebte mit dem Gefühl, das Leben sei ein fortlaufender Roman, immer neugierig darauf, was wohl auf den nächsten Seiten passieren würde.

Und wirklich, es passierte viel. So erlernte ich nach dem Schulabschluss den kreativen Beruf des Schaufenstergestalters, der mir viel Freude bereitete. Nebenbei besuchte ich Lehrgänge der Malerei und verdiente mir durch den Verkauf meiner Bilder zusätzliches Geld. Leider – oder zum Glück? – vernachlässigte ich in dieser Zeit meinen Körper, wurde ziemlich dick und infolgedessen sehr krank. Eine entzündete Bauchspeicheldrüse und eine offene Hautallergie, die sich an den Händen und im Gesicht zeigt, quälten mich entsetzlich. Kein Arzt konnte mir helfen.

Nach langem Suchen, vielen Diäten und großem Martyrium fand ich endlich Hilfe. 1978 entdeckte ich für mich die Trennkost. Innerhalb eines Jahres nahm ich 30 Pfund ab, und sämtliche Beschwerden verschwanden.

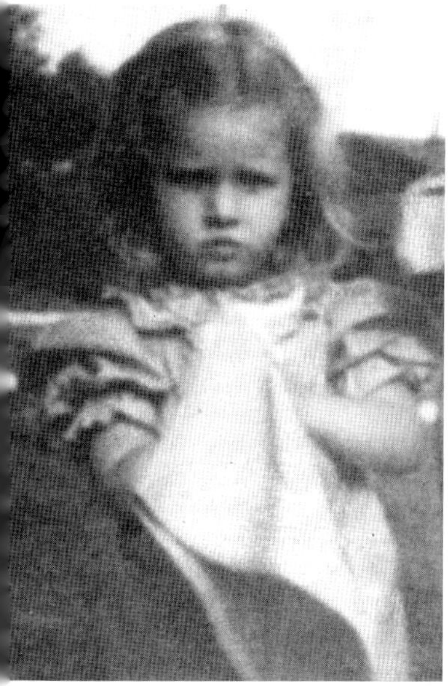

Die kleine Ursula wird sichtlich ungern fotografiert.

Wichtige Wegbegleiter

Zur damaligen Zeit gab es nur geringe Informationen zum Thema Trennkost, sodass ich mir mein Wissen in Kleinstarbeit selbst zusammentragen musste. Meine erste Station war Dr. Ludwig Walb, Chefarzt der Trennkost-Klinik in Homberg/Ohm, der mir alle wichtigen Zusammenhänge der »getrennten« Ernährungsweise erklärte.

Doch damit war mein Wissensdurst noch nicht gestillt. Ich wollte alle Ungereimtheiten der Trennkost verstehen, reiste darum kreuz und quer durch Deutschland, sprach mit Säure-Basen-

Forschern und besuchte Professoren, Ärzte und Heilpraktiker. Ich verbrachte meine Zeit auf Fachseminaren und las Ernährungsbücher. Nebenbei besuchte ich auch noch eine Kochschule. Stück für Stück, ähnlich wie in einem Puzzlespiel, setzten sich die Teile zusammen.
Schlagartig wurde mir klar, welch großen Schatz ich in meinen Händen trug. Ich erweiterte mein Wissen, gab es in Kursen und Büchern weiter und entwickelte mich zur Bestsellerautorin und meist gelesenen Kochbuchautorin Deutschlands. Inzwischen sind meine Ernährungsratgeber in zehn Sprachen übersetzt.
Mein Erfolg brachte es mit sich, dass ich sehr viel unterwegs war, um meine Bücher vorzustellen und Vorträge zu halten. Diese Art von Arbeit fiel mir sehr schwer, denn ich war es nicht gewohnt, auf einer Bühne zu stehen. Krampfhaft hielt ich mich am Mikrofon fest, machte einen krummen Rücken und wirkte in keiner Weise selbstbewusst. So konnte es nicht weitergehen. Ich brauchte dringend Hilfe.
Ich fand sie in Gestalt von Tyr Throne, dem Begründer einer einzigartigen ganzheitlichen Körpertherapie. Tyr Throne studierte Chirurgie und Psychologie, als er die Vision hatte, Menschen – anstatt sie zu zerschneiden – modellieren zu können. Er reiste nach China, erlernte Yoga, studierte Tai-Chi, Qi Gong und Akupunktur. Tyr Throne ist ein stimulierender Lehrer und Therapeut, der bekannt ist für seine erfolgreiche Arbeit am verkrampften Körper und Geist. Er richtete mich auf, machte meinen Rücken stark und veränderte mein Leben auch im emotionalen Bereich. Von nun an hatte ich keine Angst mehr, öffentlich aufzutreten, mir konnte ja nichts mehr passieren.

INFO

Viele interessante Menschen kreuzten meinen Lebensweg – stimulierende Lehrer, denen ich Gesundheit, Energie und Weisheit verdanke. Die von ihnen erlernten Techniken sind heute immer noch fester Bestandteil meines Lebens.

Meine Diät-Erfahrungen

Rückblickend war es ein richtiger Schock für mich, als ich im Alter von 30 Jahren von einer Nachbarin zehn Jahre älter geschätzt wurde. Urplötzlich wurde mir bewusst, dass mir meine matronenhafte Figur dieses ältere Aussehen bescherte. Meine Verzweiflung wuchs, hatte ich zu diesem Zeitpunkt doch schon zig Diäten ausprobiert, von der Kartoffel-Diät über FdH, Körnerkuren und Weight Watchers bis hin zu Fastenkuren. Ich nahm jedes Mal gut ab, doch kamen die Kilos anschließend immer wieder. Ich war ein typischer Fall des so genannten Jo-Jo-Effekts.

Kurzfristiger Erfolg mit der Atkins-Diät

Dann hörte ich von den sensationellen Erfolgen der Atkins-Diät. Es klang wie ein Märchen vom Schlaraffenland: Fleisch, Wurst, Käse, Eier und Sahne essen, so viel man wollte - und trotzdem sollte der Körper überflüssige Pfunde verlieren? Ungläubig ging ich an die Sache heran, aß zum Frühstück Eier mit Schinken, mittags ein Hähnchen und am Abend Käse oder Tatar. Ich schwelgte in fetten Speisen, nahm ab - und fühlte mich überglücklich. Zeigte mir die Waage doch schon nach einer Woche acht Pfund weniger Gewicht. Meine Begeisterung kannte keine Grenzen. Endlich hatte ich eine Diät für mich gefunden, schlemmte mich wochenlang durch Schnitzel und Bratwurst und verlor dabei Kilo um Kilo. In den ersten Wochen fühlte ich mich pudelwohl, doch ab einem bestimmten Punkt begann ich eine Abneigung gegenüber den vermeintlichen Köstlichkeiten zu entwickeln. Der Widerwille wuchs mit jedem Tag, doch ich hielt tapfer durch. Wenn ich in meinen Körper hineinfühlte, spürte ich ziehende Schmerzen in den Gelenken und in der Muskulatur. Schon als Schulkind litt ich unter rheumatischen Beschwerden, welche sich nun rasch ver-

DIE DIÄT-REVOLUTION VON DR. ATKINS

Die Idee von Dr. Robert C. Atkins war sensationell und fantastisch, doch war Anfang der 1970er Jahre das System nicht ausgereift. Atkins bewies mit seinem eiweiß- und fettbetonten Essprogramm, dass Fett an sich nicht fett macht und Eiweiße gut mit Fetten kombiniert werden können. Er gab den Kohlenhydraten die Schuld am Verfetten der amerikanischen Gesellschaft.

Ein weiterer Vorteil dieser neuen Ernährungsform war, dass der Körper – ähnlich wie beim Fasten – nur ein geringes Hungergefühl verspürte und die Gier nach Zucker und Süßigkeiten total verschwand. In den letzten Jahren hat Dr. Atkins seine strenge Kostform reformiert und etwas Salat und Gemüse im täglichen Speiseplan eingebaut. Doch als Dauerernährung ist und bleibt diese Diät umstritten.

stärkten. Zu allem Übel bildeten sich aufgrund der erhöhten Harnsäure Gichtknoten an meinen Händen. Auch meine Psyche litt, meine Fröhlichkeit verschwand, und ich wurde in mich gekehrt und grüblerisch.

Schrothkur und Haysche Trennkost

Was ich seinerzeit nicht beachtete: Die damalige Atkins-Diät war arm an Vitaminen und Mineralstoffen und verursachte aufgrund der Eiweißmast eine Übersäuerung des Gewebes. Ich setzte diese Diät ab – und nahm wieder zu, Kilo um Kilo.

Diese neuerliche Gewichtszunahme war rückblickend gesehen meiner Unwissenheit zuzuschreiben. Ich achtete nun überhaupt nicht mehr auf das, was ich aß, sondern folgte einfach wieder meinen alten Essgewohnheiten. Als Liebhaberin von Schweinefleisch, Eis und Süßigkeiten war es daher nicht schwierig, die verlorenen Pfunde schnell wieder zurückzuholen. Doch mit den Pfunden verstärkten sich auch meine Krankheiten. Ich machte mir ernsthafte Sorgen um meine Gesundheit. Auf der Suche nach der idealen Diät führte mich der Weg zur Schrothkur. Diese überzeugte mich ebenfalls nicht, ich bekam schlimme Darmprobleme. Doch hier hatte ich das entscheidende Erlebnis: Ich begegnete zum ersten Mal der Hayschen Trennkost, die bei einem der Vortragsabende im Rahmen der Schrothkur als anschließende Dauerernährung empfohlen wurde. Ich war von Anfang an begeistert von dieser Ernährungsform, und sie brachte 1978 die Wende in mein ereignisreiches Diätenleben. Innerhalb von zwölf Monaten nahm ich 15 Kilo ab und meine gesundheitlichen Beschwer- den waren drastisch zurückgegangen.

Als mir die positiven Auswirkungen dieser Ernährungsweise vollständig bewusst wurden, ging ich damit in die Öffentlichkeit. So wurde die Trennkost zum Schlankheits- und Heilmittel für sehr viele Menschen. Die Wissenschaft und die Beobachtung führen aber zu immer neuen Erkenntnissen, und so mussten im Lauf der Zeit auch einige Aspekte der Trennkost aktualisiert werden. Das Ergebnis finden Sie in diesem Buch, das Ihnen einiges über das richtige und gesunde Abnehmen vermitteln wird.

INFO

Die Schrothkur ist nach Johann Schroth benannt. Der Fuhrmann entwickelte vor ca. 150 Jahren ein Fastenkonzept zur innerlichen und äußerlichen Entgiftung, bestehend aus einer Kombination aus Heilfasten und Dampfbädern.

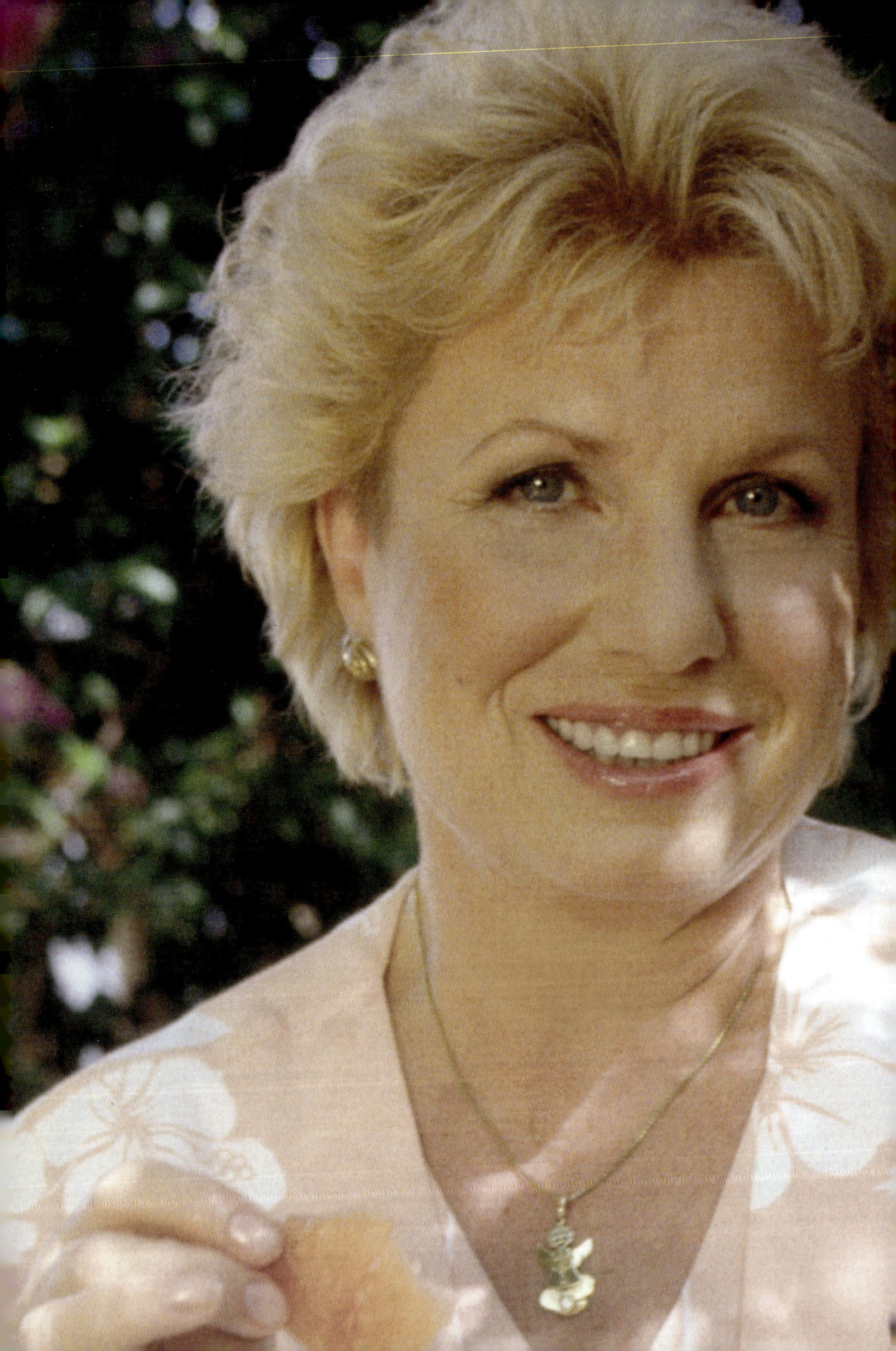

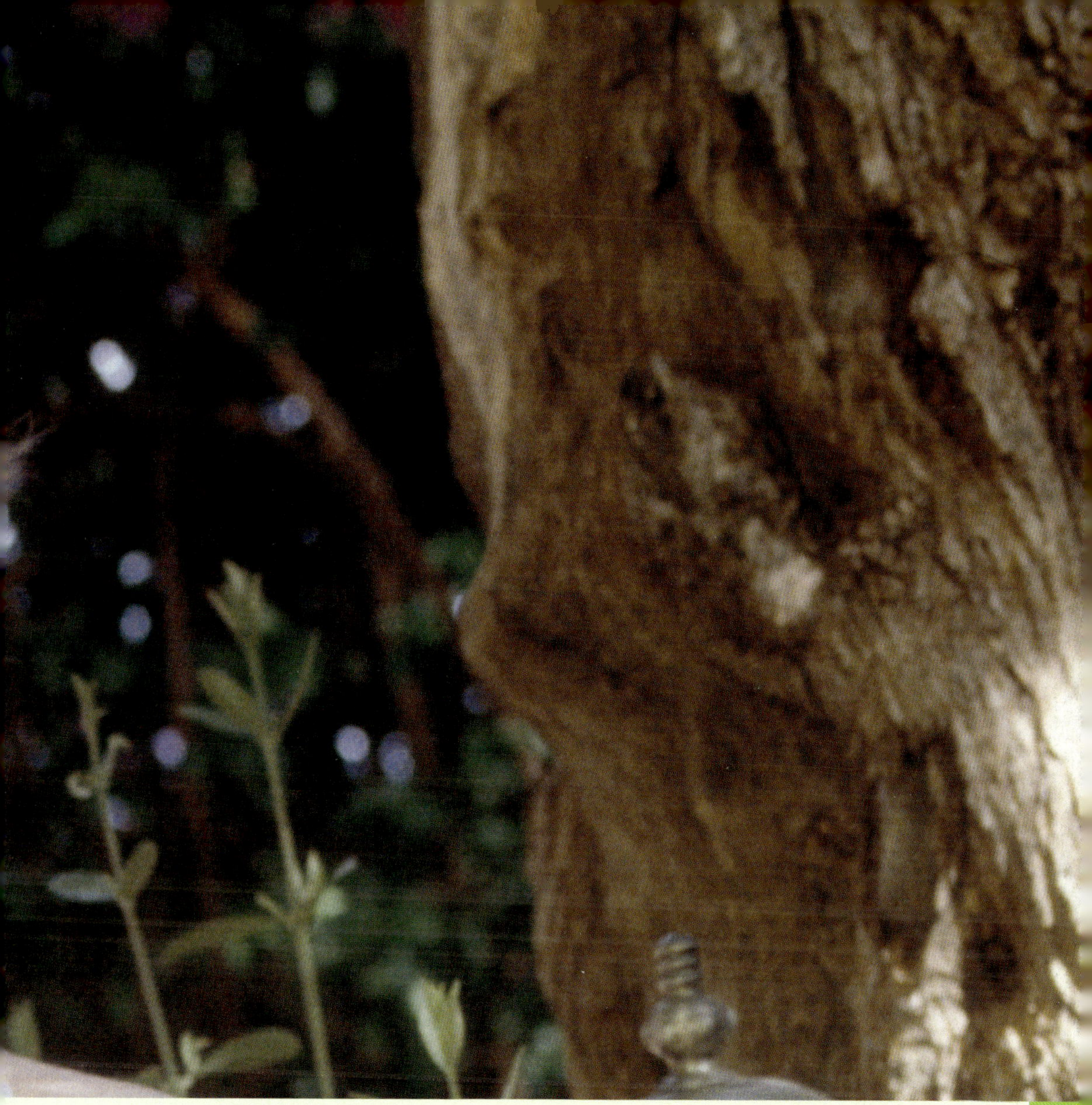

dich. iss. schlank.

Ganz normal – oder schon zu dick?

Wie man den Fettfallen des Körpers ein Schnippchen schlägt

Die Angst vor dem Dickwerden

Laut einer Umfrage des Therapie-Centrums für Essstörungen (TCE) am Max-Planck-Institut für Psychiatrie in München und des bayerischen Gesundheitsministeriums fühlt sich ungefähr jedes zweite Mädchen und jeder dritte Junge im Alter von elf Jahren zu dick und hat teilweise schon die ersten Diätversuche hinter sich. Jugendliche praktizieren verzweifelte Rituale, schlucken Entwässerungs- und Abführmittel oder stecken sich nach dem Essen einfach den Finger in den Hals.
Doch nicht nur Jugendliche lassen sich vom Schlankheitswahn anstecken, auch Erwachsene unterziehen sich Tag für Tag strengen Gewichtskontrollen, hungern, fasten und dörren sich regelrecht aus. Sie verschwenden ihre ganze Energie dafür, endlich ihr Idealgewicht zu erreichen und jagen zeitlebens einer Traumfigur hinterher. Viele Menschen verbinden »Schlanksein« mit Schönheit und »Dicksein« mit Hässlichkeit. Dicke sind out, nur die Dünnen ernten bewundernde Blicke. Medien- und Modemacher haben gute Arbeit geleistet und die schlanke, schmale Figur zum wahren Ideal gekrönt. Kein Wunder, dass viel zu viele Menschen ihren eigenen Körper nicht akzeptieren und oft überhöhte Ansprüche an ihr Äußeres stellen. So führt der selbst auferlegte Druck oft in ein Diätendilemma mit chaotischen Folgen.

Nicht jeder Dicke ist ein Vielfraß

Täglich beteiligen sich Zeitschriften, Fernsehen und Rundfunk mit neuen Diätideen daran, das schlanke Schönheitsideal zu verbreiten. Sie wollen einen immer noch glauben machen, dass das Problem mit weniger Essen und geringerer Fettaufnahme zu lösen wäre. Man schenkt Übergewichtigen, die behaupten, wenig zu essen, keinen Glauben – sprechen doch alle Fakten gegen sie. Diese Diskriminierung schmerzt. Dicke sind pausenlos den Blicken und dem Druck von dünneren Menschen ausgesetzt, die es »natürlich« besser wissen und die darüber entscheiden, wie ein schlankes Leben auszusehen hat.

Experten in Sachen Diäten

Gut gemeinte Ratschläge, wie am Abend Zurückhaltung zu üben, die Butter dünner aufs Brot zu streichen oder sich mehr zu bewegen, rufen bei Molligen starke Aggressionen hervor. Der Dünne kennt das Leid des Dicken nicht und kann sich darum auch nicht in dessen Körper hineinfühlen. Ein Dicker hat meist schon zig Diätversuche hinter sich, ist Profi im Abnehmen, weiß über Kalorientabellen und Fettgehalte bestens Bescheid und schafft es trotzdem nicht, auf Dauer schlank zu werden und zu bleiben. Woran liegt das?
Es liegt der Schluss nahe, dass die bestehenden Diätempfehlungen nicht der richtige Ansatz für die immer größer werdende Gruppe von Übergewichtigen sind. Einige Diätregeln sind aus rein biochemisch-logischen Schlussfolgerungen entstanden, wie z. B. »Fett macht fett« oder »Wer nicht läuft, läuft auch dem Fett nicht davon«. Ebenso verhält es sich mit der Lehre von den Kalorien: Man dürfe nur so viel Kalorien zu sich nehmen, wie der Körper auch verbrennen kann. Sicher spielt die Kalorienzahl beim Thema Übergewicht eine Rolle, allerdings ist die Art der Kalorien viel entscheidender. Denn Ballaststoffe z. B. enthalten zwar Kalorien, tragen aber kaum zum Übergewicht bei. Vor diesem Hintergrund muss ein Umdenken im Bereich der Adipositas-Prävention erfolgen.

INFO

Die klassischen Abnehmempfehlungen verschiedener Ernährungs- und Diätexperten haben sich als falsch entpuppt. Millionen Dicke vertrauten der Aufforderung, mit den vermeintlichen Dickmachern Kalorien und Fett zu knausern. Stattdessen wurden Brot, Nudeln und Reis angepriesen. Doch trotz der gesunden Lebensweise zeigten sich meist keine dauerhaften Erfolge.

Der Dicke zahlt die Rechnung

Schon immer wurden dicke Menschen über einen Kamm geschert. Ihnen wurde nachgesagt, zu viel, zu süß, zu fett zu essen und sich dabei auch noch zu wenig zu bewegen. In vielen Fällen mag dies stimmen, doch darf man es nicht verallgemeinern. Es gibt genügend Übergewichtige, die sich beim Essen stark zurückhalten und trotzdem ihren Speck nicht loswerden. Der umgekehrte Fall existiert auch: schlanke Menschen, die riesige Portionen essen können, ohne dabei zuzunehmen.
Verfolgt man den Weg eines Abnehmwilligen, so schränkt dieser in der Regel sein Essen ein, verschmäht Fette und kasteit seinen

Körper. Tatsächlich erzielt er kurzfristig eine Gewichtsabnahme, was ihm und den Ernährungsfachleuten als Beweis für die Richtigkeit dieser Abnehmtheorie dient. Nun muss er »nur« noch durchhalten – eiserner Wille und Disziplin sind gefragt. Doch was dann passiert, lässt ihn verzweifeln. Trotz radikaler Einschränkungen und Verzicht: Auf Dauer funktioniert das Abspeckprogramm nicht. Die Erfolg versprechende Methode war falsch. Ahnungslos tappt der Dicke in die Abnehmfalle, bringt seinen Stoffwechsel durcheinander und verringert obendrein noch seinen Grundumsatz. Denn inzwischen hat sich der Körper an die geringere Kalorienzufuhr gewöhnt und baut die verlorenen Pfunde Stück für Stück wieder auf.

Ihr ganz persönliches Wohlfühlgewicht

INFO

Was jeder Einzelne unter seinem Wohlfühlgewicht versteht, ist sehr verschieden. In etwa ist damit das Gewicht gemeint, das Sie haben, wenn Sie ohne Vorschriften ganz frei nach Ihrem Gefühl essen. Leider haben viele Menschen aufgrund zahlreicher Diäten das »richtige« Gefühl für Essen verlernt.

Ob ganz normal oder schon zu dick – entscheiden Sie selbst über Ihren Körper. Schönheitsideale hat es schon immer gegeben, sie sind jeweils der aktuellen Mode unterworfen. Waren zu Rubens Zeiten üppige Damen mit gepolsterten Hüften besonders begehrt, sind heute Schlankheit und Sportlichkeit gefragt. Wohin wendet sich der Trend morgen? Zum Glück steht Ihnen die Entscheidung frei, welchen Weg Sie gehen möchten. Prüfen Sie genau, ob Ihre Gewichtsabnahme wirklich notwendig ist. Erst wenn Sie dies klar bejahen können, sollten Sie sich ans Abnehmen machen. Dann geben Sie Ihrem Körper genug Zeit, das Übergewicht langsam wieder abzubauen. Denken Sie immer daran: Übergewicht kommt nicht über Nacht und geht auch nicht über Nacht.
Wie Sie wahrscheinlich schon wissen, verfügt jeder Mensch über ein eigenes biologisches Gewicht, den so genannten Setpoint, der sich nicht einfach nur durch weniger essen beliebig nach unten verändern lässt. Setzen Sie sich darum keine unrealistischen Ziele, und akzeptieren Sie Ihren persönlichen Körperbau. Jeder Mensch hat seine eigene Schönheit, auch oder gerade mit den vermeintlich »hässlichen« Fettpölsterchen. Lassen Sie sich nicht von der Außenwelt unter Druck setzen. Entscheiden Sie selbst über Ihren Körper. Denn nur dann, wenn in Ihnen der Wille

erwacht abzunehmen, werden Sie Ihr Ziel auch erreichen. Erst durch den Veränderungswunsch wird Ihnen das Abnehmen Spaß machen und werden Sie die positiven Auswirkungen Ihres leichter werdenden Körpers spüren und genießen.

Macht Fett wirklich fett?

Die Amerikaner und die Deutschen wurden ganz langsam immer dicker, als in den 80er Jahren plötzlich die Parole ertönte: »Fett macht fett!«. Fett wurde als der eigentliche Dickmacher angeprangert, eine ganze Industrie stürzte sich auf diese Erkenntnis und entwickelte »Low fat«- und »Light«-Produkte in Hülle und Fülle. Doch obwohl viele Menschen in ihrer Ernährung das Fett reduzierten und außerdem den Expertenrat befolgten, mehr Kohlenhydrate zu essen – weil fettfrei –, stieg und steigt die Anzahl der Übergewichtigen in den westlichen Industrieländern weiter an. Gleichzeitig erkranken immer mehr Menschen an der Zuckerkrankheit, dem Diabetes Typ 2, auch Altersdiabetes genannt. An dieser Krankheit litten früher nur ältere Menschen, in den letzten Jahren wächst allerdings die Zahl jüngerer Diabetes-2-Patienten – darunter immer mehr Kinder.

INFO

Jeder Mensch hat ein persönliches Idealgewicht, das zu ihm passt und das er bei einer normalen Ernährung gut halten kann. Häufig streben wir jedoch nach einem vermeintlichen Ideal und vergessen dabei, dass sich der Körperbau durch keine Diät verändern lässt.

Von den Eskimos und Griechen lernen

Die These »Fett macht fett« war also zu überdenken. Dazu schaute man sich zum Beispiel die Eskimos an: Deren Ernährung besteht zu fast 40 Prozent aus Fett, trotzdem sind sie nicht dick oder gar fett und haben auch keine erhöhten Cholesterinwerte. Dies mag – neben einem gesünderen Lebensstil und mehr Bewegung – an den Omega-3-Fettsäuren liegen, welche sie aus ihrer fischreichen Ernährung beziehen, sie essen also vor allem eine bestimmte Art von Fett.

Auch die Bewohner der Mittelmehrländer essen relativ fettreich – verwenden aber hauptsächlich hochwertiges Olivenöl. Diese Mittelmeerkost wird inzwischen zur Gewichtsabnahme angeboten, desgleichen die Trennkost, bei der gesunde Fette auf dem täglichen Speiseplan stehen. Mit beiden Ernährungsformen kön-

nen Übergewichtige trotz Fett fantastisch abnehmen. Das Geheimnis der Gewichtsabnahme liegt im richtigen Verhältnis von Kohlenhydraten, Eiweißen und Fetten zueinander.
Aus diesen neuen Überlegungen heraus, dass Fett nicht zwangsläufig fett machen muss, ergeben sich völlig neue Ernährungsperspektiven. Verschiedene Fakten sprechen dafür, Fett wieder in den Speiseplan aufzunehmen. So haben Studien gezeigt, dass abnehmwillige Patienten bei einer fettreduzierten Diät erst dann ihr Sättigungssignal vom Körper erhielten, wenn ein gewisses Quantum an Fett verzehrt worden ist. Wird diese Fettmenge dem Körper nicht zugeführt, dann kann es passieren, dass der Abnehmwillige ununterbrochen auf »Futtersuche« ist.

Augen auf bei der Fettqualität

Achten Sie also auf die Qualität der Fette, die Sie zu sich nehmen. So schützt beispielsweise hochwertiges, kalt gepresstes Olivenöl Herz und Gefäße und verbannt das »schlechte« LDL-Cholesterin aus dem Blut. Auch andere hochwertige Pflanzenöle wie Rapsöl, Leinöl, Distelöl, Sonnenblumenöl oder Weizenkeimöl enthalten lebenswichtige Vitamine und Nährstoffe, die sonst kein Lebensmittel liefert.
Fischöle von Salzwasserfischen sind wertvolle Jodquellen und liefern essenzielle, d. h. lebensnotwendige Omega-3-Fettsäuren. Auch tierische Fette, die in Butter, Milch, Sahne und Fleisch stecken, sind doch nicht so ungesund, wie bisher angenommen. Wissenschaftler entdeckten darin einen Artverwandten der Lino-

ICH WOLLTE WISSEN, OB ES STIMMT …

Wie reagiert mein Körper, wenn ich Fett esse? Aus diesem Grund habe ich 14 Tage lang jeden Tag 250 Gramm geschlagene Sahne mit Erdbeeren gegessen. In dieser Zeit aß ich eiweißbetont, d. h. überwiegend Fleisch, Fisch, Käse und Eier, ergänzt mit Gemüse und Salaten. Es gab weder Brot, Nudeln und Reis noch Süßigkeiten. Die einzigen Kohlenhydrate, die ich zu mir nahm, stammten aus dem Obst und aus dem Gemüse. Und siehe da: Ich fühlte mich gut, hatte keinen Hunger und verlor in der Zeit 1,1 Kilogramm Gewicht. Fett allein kann also nicht die Ursache für Übergewicht sein.

lensäure, dies ist eine mehrfach ungesättigte Omega-6-Fettsäure, die unter anderem dafür zuständig ist, dass im Organismus wichtige Bausteine für Zellen, Gehirn und Nerven entstehen können. Meiden sollten Sie allerdings gehärtete und stark erhitzte Fette, wie sie in billigen Margarinen, Plattenfetten, Frittierölen, raffinierten Ölen, Fertigprodukten, Kuchen, Keksen und anderen Süßigkeiten vorkommen. Die darin enthaltenen gesättigten Transfettsäuren lassen die schlechten Cholesterinwerte steigen und sind maßgeblich an der Entstehung von Herzerkrankungen und Schlaganfällen beteiligt.

Kohlenhydrate – die wahren »Dickmacher«

Die Einschränkung des Fettgehalts der Nahrung hat also nicht den gewünschten Effekt bei der Gewichtsabnahme gebracht – im Gegenteil. Die wahren »Dickmacher« sind nach Erkenntnis der Wissenschaftler der Harvard-Universität in Boston nicht die Fette, sondern vielmehr die Kohlenhydrate bzw. eine Störung im Kohlenhydratstoffwechsel. Bei Übergewichtigen funktioniert anscheinend der Kohlenhydratstoffwechsel nicht so wie bei schlanken Menschen.

Kohlenhydrate sind Treibstoff und Energiespender zugleich. Sie bestehen aus verschiedenen Zuckerarten, aber auch aus Stärke und Zellulose. Während der Verdauungsvorgänge werden die Zuckerbestandteile der Kohlenhydrate in kleinste Glukosemoleküle umgebaut und in Brennstoff umgewandelt. So wird aus Nahrung Energie.

Diese Energie benötigt unser Körper für wichtige Vorgänge, die ständig und wie von selbst in uns ablaufen. So schlägt unser Herz rund um die Uhr, die Lungen atmen, die Drüsen produzieren ihre Säfte, und das Gehirn ist ununterbrochen im Einsatz, um diese ganzen lebensnotwendigen Funktionen miteinander zu verknüpfen. Aber auch körperliche Anstrengungen wie Laufen, Treppensteigen, Hausarbeiten, Tanzen oder Schwimmen schöpfen ihre Kraft aus der gelieferten Nahrungsenergie.

INFO

Dass bei Übergewichtigen der Kohlenhydratstoffwechsel nicht so gut funktioniert, soll keine Ausrede sein. Man kann die Ernährung gut darauf einstellen und den Körper »umerziehen« (siehe Seite 44).

Nicht alle Kohlenhydrate sind gleich

Kohlenhydrate sind in einer ganzen Menge Nahrungsmittel enthalten. Trotzdem sind Kohlenhydrate nicht gleich Kohlenhydrate, sie müssen in zwei Sparten unterteilt werden:

- In die erste Sparte gehören die so genannten komplexen und ballaststoffreichen Kohlenhydrate, wie sie in Vollkorngetreide und -produkten, Gemüse, Salat und Obst vorkommen (Stärke, Pflanzenfasern, Zellulose).
- In der zweiten Sparte sind solche Kohlenhydrate eingeordnet, die als einfach oder denaturiert bezeichnet werden und in Weißbrot, Keksen, Pizzateig, Saucen, Süßigkeiten, Limonaden, Bier, Honig und normalem Haushaltszucker zu finden sind (Einfach- und Zweifachzucker).

Beide Gruppen bestehen aus unterschiedlich viel Zuckerbausteinen. Sie können zwar im Körper alle zu Glukose (Traubenzucker) um- und abgebaut und im Blut aufgenommen werden, jedoch mit unterschiedlicher Geschwindigkeit. Komplexe Kohlenhydrate wie Zellulose bestehen aus langen Glukoseketten und können nicht sofort vom Darm ins Blut aufgenommen werden. Sie müssen erst von Darmbakterien aufgeschlossen werden, was die Zuckeraufnahme ins Blut verlangsamt. Einfach- und Zweifachzucker, also die Kohlenhydrate aus der zweiten Sparte, können dagegen relativ schnell verwertet werden. Sie gelangen binnen kürzester Zeit ins Blut – und machen schnell wieder hungrig.

WORIN BEFINDEN SICH KOHLENHYDRATE?

Diese Lebensmittel sind besonders reich an Kohlenhydraten:

- Getreidesorten und -erzeugnisse, z. B. Brot, Brötchen, Kuchen, Teilchen, Backpulver, Puddingpulver, Nudeln
- Kartoffeln und Reis
- Trockenfrüchte, Honig, Ahornsirup
- Zucker, Schokolade, Gummibärchen, Bonbons
- Limonaden, Colagetränke und Bier
- Obst und Gemüse enthalten ebenfalls Kohlenhydrate

Achtung: Gut versteckt befinden sich Kohlenhydrate auch in Saucen, Ketchup, Gewürzgurken oder Senf – es gibt kaum ein Fertiggericht, das nicht mit Zucker geschmacklich verfeinert oder konserviert wird.

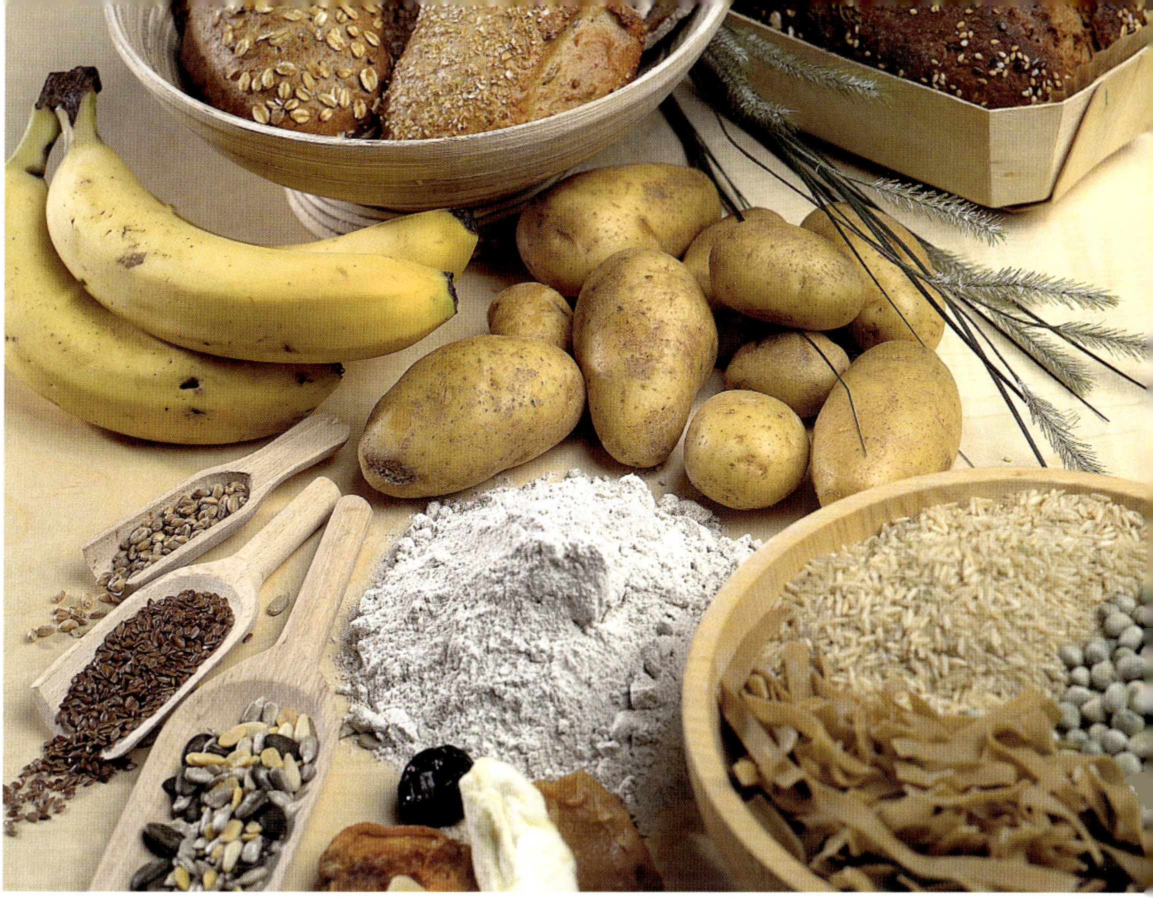

Schlüsselsubstanz Insulin

Es gibt eine große Auswahl an leckeren Lebensmitteln, die voll von gesunden, komplexen Kohlenhydraten sind.

Verantwortlich für den Transport der Zuckermoleküle aus dem Blut in die Zellen ist das Hormon Insulin. Kommen Zuckerstoffe ins Blut, wird die Bauchspeicheldrüse aktiv und schüttet Insulin aus. Ein plötzlicher starker Anstieg des Blutzuckerspiegels hat also eine rasante Ausschüttung von Insulin zur Folge, welches im ersten Akt die Zuckerstoffe (Glukose) aus dem Blut auf die Zellen verteilt, daraufhin sinkt der Blutzuckerspiegel, was Heißhunger verursacht (siehe Seite 26).

Im zweiten Akt geht es dann aber erst so richtig zur Sache. Denn Insulin regt die Bildung von Fettsäuren an und führt zur Einlagerung von Fett in den Zellen, verhindert aber gleichzeitig, dass eigene Fettdepots geknackt werden können. Erst wenn die Insulinmenge im Blut dauerhaft niedrig bleibt, beginnt der Körper sein eigenes Fett zu verbrennen.

Im dritten Akt hat Insulin für dicke Menschen, die unter einer Kohlenhydratstoffwechselschwäche leiden, eine noch viel kritischere Wirkung. Alle ankommenden Zuckerstoffe (und die darauf folgende unvermeidliche Insulinproduktion) erhöht die Empfind-

INFO

Solange Insulin im Blut vorhanden ist, kann sein Gegenspieler, das Hormon Glukagon, nicht wirken. Glukagon wird als schlank machendes Hormon bezeichnet, da es wichtige Enzyme zum Öffnen der Fettzellen aktiviert. Ohne Glukagon bleibt das Fett in den Zellen und kann nicht abgebaut werden.

Zentrale Stellgröße im Verdauungsprozess ist das Hormon Insulin. Gelangt über die Darmschleimhaut Glukose ins Blut, schüttet die Bauchspeicheldrüse Insulin aus. In Leber, Muskeln und Fettgewebe hat Insulin mehrere Wirkungen: Vor allem Glukose, aber auch Fett- und Aminosäuren (Eiweißbausteine) werden in die Zellen aufgenommen und dort eingelagert, gleichzeitig kann kein Fett mehr aus der Zelle heraus – die »Insulinfalle« ist zugeschnappt.

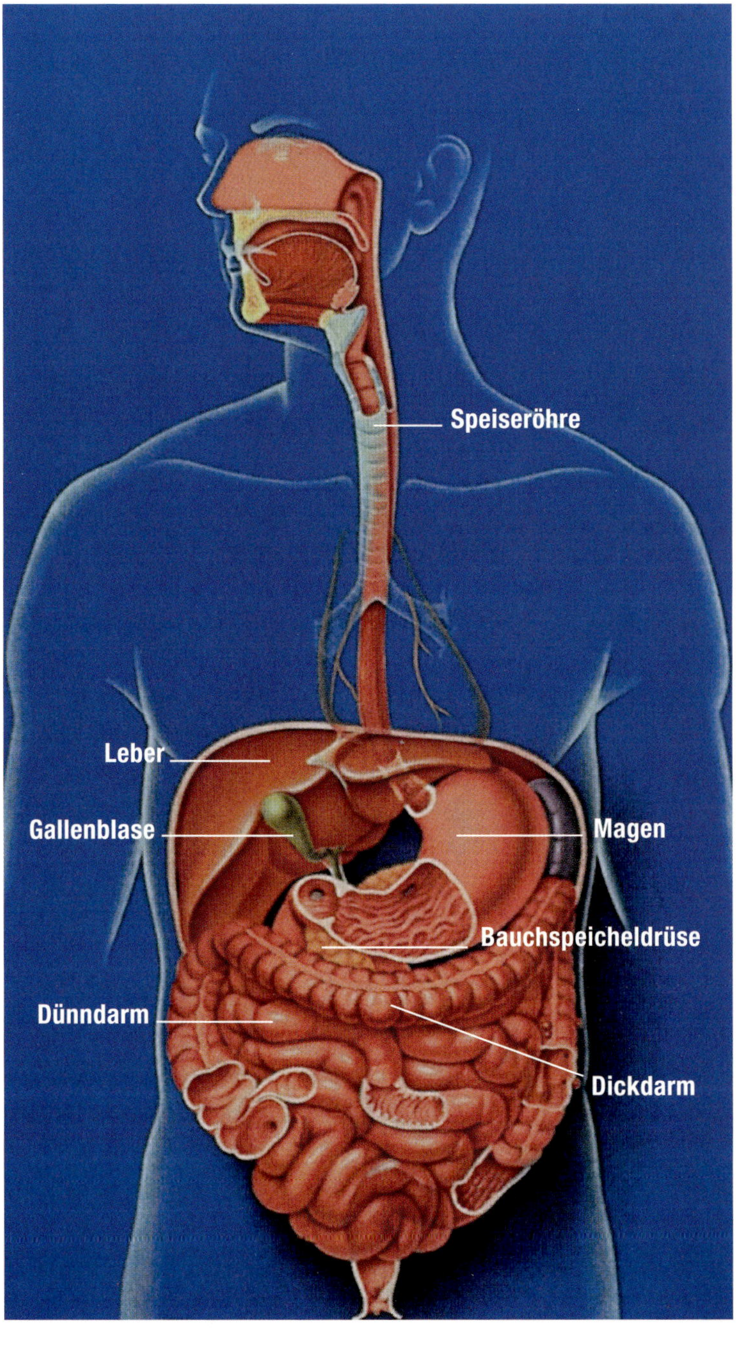

lichkeit gegen Kohlenhydrate immer weiter. Denn Insulin treibt auch den Triglyzeridspiegel (Triglyzeride sind organochemische Verbindungen, die zu den Lipiden, also Fetten gehören) in die Höhe. Damit wird der Fettstoffwechsel negativ beeinflusst, Fettpartikel verweilen in der Blutbahn, verkalken die Gefäße und machen gleichzeitig das Blut dickflüssig.

Überzuckerung des Stoffwechsels

Bei ständiger Überflutung des Stoffwechsels mit Glukose können die Zellen nach einer gewissen Zeit resistent gegen den ständigen Insulinreiz werden. Die Zuckerstoffe bleiben im Blut und können nicht mehr abgebaut werden – mit der Zeit verkleben die Blutbahnen und Kapillaren (feinste Verzweigungen der Blut- und Lymphgefäße), über die der Stoffaustausch zwischen Blut und Gewebe stattfindet. In der Folge wird der Mensch zum Diabetiker Typ 2. Bei Diabetikern kann es auf lange Sicht zu starken Durchblutungsstörungen, meist beginnend in den Füßen und Beinen, kommen. Treffen die drei Faktoren Übergewicht, Bluthochdruck und Diabetes zusammen, sprechen Ärzte vom metabolischen Syndrom. Das bedeutet neben anderen unangenehmen Erkrankungen ein hohes Risiko für Herzinfarkt und Schlaganfall.

INFO

Der Blutzuckerwert bezeichnet die Konzentration an gelöstem Traubenzucker (Glukose) im Blut. Bei der Blutzuckermessung wird der Zucker(Glukose)-Gehalt des Blutserums ermittelt. Dieser wird in Milligramm pro Deziliter (mg/dl) oder Millimol pro Liter (mmol/l) angegeben. Beim Gesunden liegt der Blutzucker etwa zwischen 70 und 110 mg/dl.

EIWEISS – UNVERZICHTBAR!

Im Gegensatz zu den Kohlenhydraten hat Eiweiß nahezu keinen Einfluss auf die Insulinproduktion der Bauchspeicheldrüse, dadurch kann es auch nicht den Blutzucker ungünstig erhöhen. Eiweiß wird im Körper in erster Linie zum Muskelaufbau und zur Bildung neuer Zellen benötigt. Fehlt Eiweiß in der Nahrung, z. B. bei einseitigen Diäten, wird statt Fettgewebe Muskelmasse abgebaut.

Um Nahrungseiweiß abzubauen, braucht der Körper Energie, die er sich unter anderem aus den Fettzellen holt, daher gehört Eiweiß zu den so genannten Fatburnern. Außerdem macht Eiweiß satt und leistet somit einen enormen Beitrag zur schlanken Linie. Eiweißlieferanten sind neben Fleisch, Soja, Fisch und Meeresfrüchten auch Eier, Käse und Milchprodukte. Pflanzliches Eiweiß befindet sich in Getreide, Nüssen, Samen, Hülsenfrüchten, Gemüse und Kartoffeln. Allerdings ist eine einseitig eiweißlastige Ernährungsweise auf Dauer gefährlich und ungesund, wie ich schon bei meinen Erfahrungen mit der Atkins-Diät beschrieben habe (siehe Seite 12 f.).

Wie Essen hungrig macht

Neben den Langzeitschäden hat Insulin auch ganz akute Auswirkungen im Körper. Verspüren Sie manchmal unmittelbar nach dem Essen ein unstillbares Verlangen nach Süßigkeiten? Und das, obwohl Sie eigentlich satt sind und einen vollen Magen haben? Wahrscheinlich hat die Bauchspeicheldrüse während des Essens zu viel Insulin produziert. Der plötzliche starke Anstieg des Blutzuckerspiegels bewirkt eine Hyperglykämie (Überzuckerung des Blutes). Kurze Zeit später senkt die angekurbelte Insulinproduktion den Blutzuckerspiegel drastisch ab und setzt so die verhängnisvolle Kettenreaktion in Gang. Denn in rasendem Tempo stellt das Gehirn eine Blutzuckerverringerung fest und teilt durch starkes Verlangen nach Süßem mit, dass Nerven, Gehirn und Blut mit Glukose unterversorgt sind. Das bedeutet: Sie sind unterzuckert und befinden sich in einer Hypoglykämie (Unterzuckerung des Blutes). Ihr Gehirn – und nicht der Magen – verlangt unerbittlich nach dem nächsten Kick und sendet das Signal »Hunger«.

Das Gehirn leidet besonders unter Glukosemangel, da es konstant auf die Zufuhr von Zucker über das Blut angewiesen ist. Bei einem Mangel reagiert der Körper mit Nervosität und Unkonzentriertheit. Man wird ungeduldig, vielleicht auch hektisch – und natürlich heißhungrig. Da dieser Heißhunger sich vor allem auf Zucker richtet, greift man zu Süßigkeiten. Aber sobald man den

GEFAHR DER UNTERZUCKERUNG BEIM ESSEN

Folgende Lebensmittel oder Gerichte können eine Unterzuckerung hervorrufen:

- Frühstück: Marmeladenbrötchen, Croissant mit Konfitüre, Cornflakes, Pops & Co., Müsli mit Zuckerzusatz, Kaffee oder Tee mit Zucker oder Honig gesüßt usw.
- Mittags- und Abendmahlzeiten: Spaghetti mit Fleischsauce, Reisgerichte aus poliertem Reis, Bratkartoffeln mit Spiegelei, Knödel mit Gulasch, Pizza aus Weißmehl, Fertiggerichte, Weizenbrötchen mit Wurst oder Käse usw.
- Zwischengerichte: Fruchtjoghurt mit Zucker gesüßt, Fruchtgummi, Schokolade, Eis, Gebäck aus hellem Mehl, Kartoffelchips, Bier, Colagetränke, Limonade, Fruchtnektar usw.

Schokoriegel gegessen hat, geht das Ganze von vorne los. Ein Teufelskreis, der bei vielen Menschen mitverantwortlich ist für Übergewicht. Denn genau dies ist die häufigste Ursache für Unterzuckerung: dass man sich von solchen Nahrungsmitteln ernährt, die hauptsächlich einfache Kohlenhydrate enthalten (siehe Kasten links). Hier sind die Zuckermoleküle schon so stark aufgeschlossen, dass sie ohne große Umwandlung sofort in das Blut abgegeben werden.

Verdauung ist Schwerstarbeit

Neben der Belastung durch den Blutzuckerabfall muss der Körper auch noch die Verdauungsarbeit leisten. Diese Schwerstarbeit quittiert er gerne mit bleierner Müdigkeit. Das sind die Gründe dafür, dass der Körper nach schwerem, ungünstigem Essen oft in ein Leistungstief fällt. Sicher können Sie sich jetzt einen Begriff davon machen, dass nicht hauptsächlich fehlende Selbstkontrolle oder mangelnde Disziplin schuld an manchen früheren Fressgelagen waren. Die zentrale Rolle des Insulins führt zu einer Berg- und Talfahrt des Blutzuckerspiegels. Für Sie, die Sie gerne einige Kilos verlieren möchten, bedeutet dies: Je mehr Insulin Ihre Bauchspeicheldrüse produziert, umso dicker werden Sie.

Kohlenhydrate meiden?

Vielleicht fragen Sie sich nun, ob es nicht das Beste wäre, ganz auf Kohlenhydrate und damit auch auf Zucker zu verzichten. Doch dies wäre auf Dauer keine Lösung, denn gerade die natürlichen Lebensmittel wie Vollkornprodukte, Naturreis, Kartoffeln Gemüse, Salate und Obst sind vollgestopft mit Mineralstoffen, Enzymen, Vitaminen, Spurenelementen und Ballaststoffen. Es wäre fatal, die gesunden und schlank machenden Inhaltsstoffe nicht mehr zu beachten. Wenn die Angst vor den Kohlenhydraten überwiegt und kein Gemüse, Kartoffeln und Obst mehr gegessen wird, wird die Zahl kranker Menschen drastisch zunehmen. Viele dieser Speisen haben zudem einen niedrigen GLYX (siehe folgendes Kapitel) und sind daher ausdrücklich zu empfehlen.

INFO

Unser Körper leistet mit der täglichen Verdauung eine oft unterschätzte Aufgabe. Der Darm ist 8 bis 10 Meter lang und hat eine Oberfläche von über 300 Quadratmetern – und das nicht nur zur Aufspaltung der Nahrung. 70 bis 80 Prozent unseres Immunsystems sind im Bereich des Darmes lokalisiert.

INFO

Als Faustformel gilt: Von den Lebensmitteln mit niedrigem GLYX können Sie viel essen, Sie nehmen trotzdem ab. Von den Lebensmitteln mit mittlerem GLYX sollten Sie etwas weniger essen, wenn Sie abnehmen wollen. Die Produkte mit hohem GLYX sollten Sie meiden, wenn Sie abnehmen wollen, und auch sonst nur in kleinen Mengen genießen.

Ausweg aus dem Blutzucker-Zickzack

Wer dauerhaft abnehmen und schlank bleiben möchte, muss also darauf achten, den Blutzucker- bzw. Insulinspiegel möglichst niedrig zu halten. Zu diesem Zweck sollten die Nahrungsmittel, die den Blutzuckerspiegel schnell ansteigen lassen und so zu viel Insulin locken, vom Speiseplan gestrichen werden.

Genaue Auskunft über die so genannte Blutzuckerwirksamkeit von Lebensmitteln gibt der glykämische Index, kurz: GLYX. Unter dem glykämischen Index versteht man eine Messzahl für einzelne Nahrungsmittel, die besagt, welchen Einfluss diese auf den Blutzuckerspiegel haben. Er gibt an, wie schnell und wie hoch die Blutzuckerkurve beim Verzehr eines Lebensmittels ansteigt und wieder abfällt, woraus folgt, wie viel Insulin die Bauchspeicheldrüse produzieren muss. Es gibt drei Kategorien:

- Niedriger GLYX: Werte unter 51
- Mittlerer GLYX: Werte von 51 bis 70
- Hoher GLYX: Werte über 70

Die GLYX-Tabelle

Es ist einleuchtend, dass Einfachzucker wie Traubenzucker und Maltose (Malzzucker) zu den Lebensmitteln mit hohem GLYX gehören. Sie enthalten hauptsächlich leicht verwertbare Zuckerstoffe, sodass die Bauchspeicheldrüse notgedrungen viel zu viel Insulin produziert. Günstiger für den Blutzuckerspiegel und die Gewichtsabnahme sind Nahrungsmittel mit einem mittleren glykämischen Index, also einem höheren Gehalt an komplexen Kohlenhydraten. Hier müssen die Zuckerstoffe erst von den Faserstoffen getrennt werden, die Glukose gelangt nur langsam ins Blut. Dementsprechend langsam gibt die Bauchspeicheldrüse nach und nach das Insulin ab. Noch besser sind Speisen mit einem niedrigen glykämischen Index, sie locken noch weniger Insulin. Dazu zählen fast alle Gemüse-, Salat- und Obstsorten. Gar kein Insulin produziert die Bauchspeicheldrüse nach eiweißhaltigen Speisen wie Fleisch, Fisch, Meerestieren, Eiern, verschiedenen Wurst- und Käsesorten, Fetten, Ölen und Pilzen.

GLYX-TABELLE NACH LEBENSMITTELGRUPPEN

Brot und Backwaren

◆ niedriger GLYX

Haferkleiebrot · Haferkleiekekse und ungezuckertes Hafergebäck ballaststoffreiches Knäckebrot Mehrkornvollkornbrot (Körner- und Saatenmischung) · Pumpernickel grobkörniges Roggenvollkornbrot Sojabrot mit Leinsamen · Vollkornbrot mit Kürbiskernen oder Leinsamen · Vollwert-Reiskräcker

◆ mittlerer GLYX

Pitabrot · Pizza mit Käse · Pizzabrot Reiskräcker · fein geschrotetes Vollkornbrot

◆ hoher GLYX

Bagels · französisches Baguette Croissants · Biskuits · Butterkekse Gebäck · Kräcker · Waffeln · Weißbrot/Brötchen

Frühstückscerealien und Getreideflocken

◆ niedriger GLYX

Kleieflocken · Vollkornmüsli ohne Zucker · Vollkornhaferflocken Weizenkeime

◆ mittlerer GLYX

Fertigmüslis mit Zuckerzusatz Instant-Haferflocken · Porridge (Haferbrei)

◆ hoher GLYX

Cornflakes · Pops & Co.

Getreide, Teigwaren, Kartoffeln

◆ niedriger GLYX

Bulgur · geschrotete Getreidekörner Glasnudeln aus Mungobohnen Teigwaren aus Hartweizen · Vollkornspaghetti

◆ mittlerer GLYX

Basmatireis · Couscous · Gnocchi Hirse · Kartoffelbrei · Kartoffelchips Mais (Gemüsemais) · Naturreis Neue Kartoffeln (Pellkartoffeln) Popcorn · gekochter weißer Langkornreis · Wilder Reis

Getreide, Teigwaren, Kartoffeln

◆ hoher GLYX

gebackene Kartoffeln · in der Mikrowelle gegarte Kartoffeln · Pommes frites · Kartoffelpulver (Instantprodukt) · gekochter weißer Rundkornreis

Hülsenfrüchte, Nüsse, Ölsaaten

◆ niedriger GLYX

Erdnüsse · Hülsenfrüchte · Kidneybohnen · Kürbiskerne · Leinsamen Linsen · Mandeln · Sesamsaat Sojabohnen · Sonnenblumenkerne Walnüsse · weiße Bohnen

Gemüse

◆ niedriger GLYX

Auberginen · Avocado · Blattsalate Brokkoli · Chicorée · grüne Bohnen Gurken · Kohlgemüse aller Art · rohe Möhren · Paprika · Pilze · Radieschen/Rettich · Sellerie · Sojasprossen · Spinat · Tomaten Zucchini · Zwiebeln

◆ mittlerer GLYX

grüne Erbsen · Kürbis · gekochte Möhren · Rote Beete · Trockenerbsen · Zuckermais

Obst

◆ niedriger GLYX

Äpfel · frische Aprikosen · Beeren Birnen · Grapefruits · Kirschen Kiwis · Orangen · Pfirsiche · Pflaumen · Trauben

◆ mittlerer GLYX

Ananas · getrocknete Aprikosen Bananen · Mangos · Melonen Papayas · Rosinen

Getränke

ohne GLYX

Mineralwasser · Tee und Kaffee ohne Zucker

Getränke

◆ niedriger GLYX

Apfelsaft · Apfelsaftschorle · Buttermilch · Grapefruitsaft · Sojadrink Tomatensaft · Trinkmilch · trockener Wein

◆ mittlerer GLYX

Bier · Fruchtsaftgetränke · Orangensaft · Fruchtnektare · Sportgetränke (z. B. isotonische Drinks)

◆ hoher GLYX

Limonaden

Zucker und Süßes

◆ niedriger GLYX

Agavendicksaft · Bitterschokolade (> 70% Kakao) · Fruktose (Fruchtzucker) · Laktose (Milchzucker)

◆ mittlerer GLYX

Ahornsirup · Apfel- und Birnendicksaft · Eiscreme · Haushaltszucker Honig · Marmelade · Müsliriegel Schokolade

◆ hoher GLYX

Fruchtgummi · Maltodextrin (Kohlenhydratkonzentrat) · Maltose (Malzzucker) · Traubenzucker

Milchprodukte

◆ niedriger GLYX

Joghurt · Käse · Kefir · Milch Quark

◆ mittlerer GLYX

Milchprodukte mit Zucker

Nach:
Prof. Dr. Michael Hamm:
Fit, gesund und schlank mit dem GLYX. Dauerhaft abnehmen mit den richtigen Kohlenhydraten. München 2003.

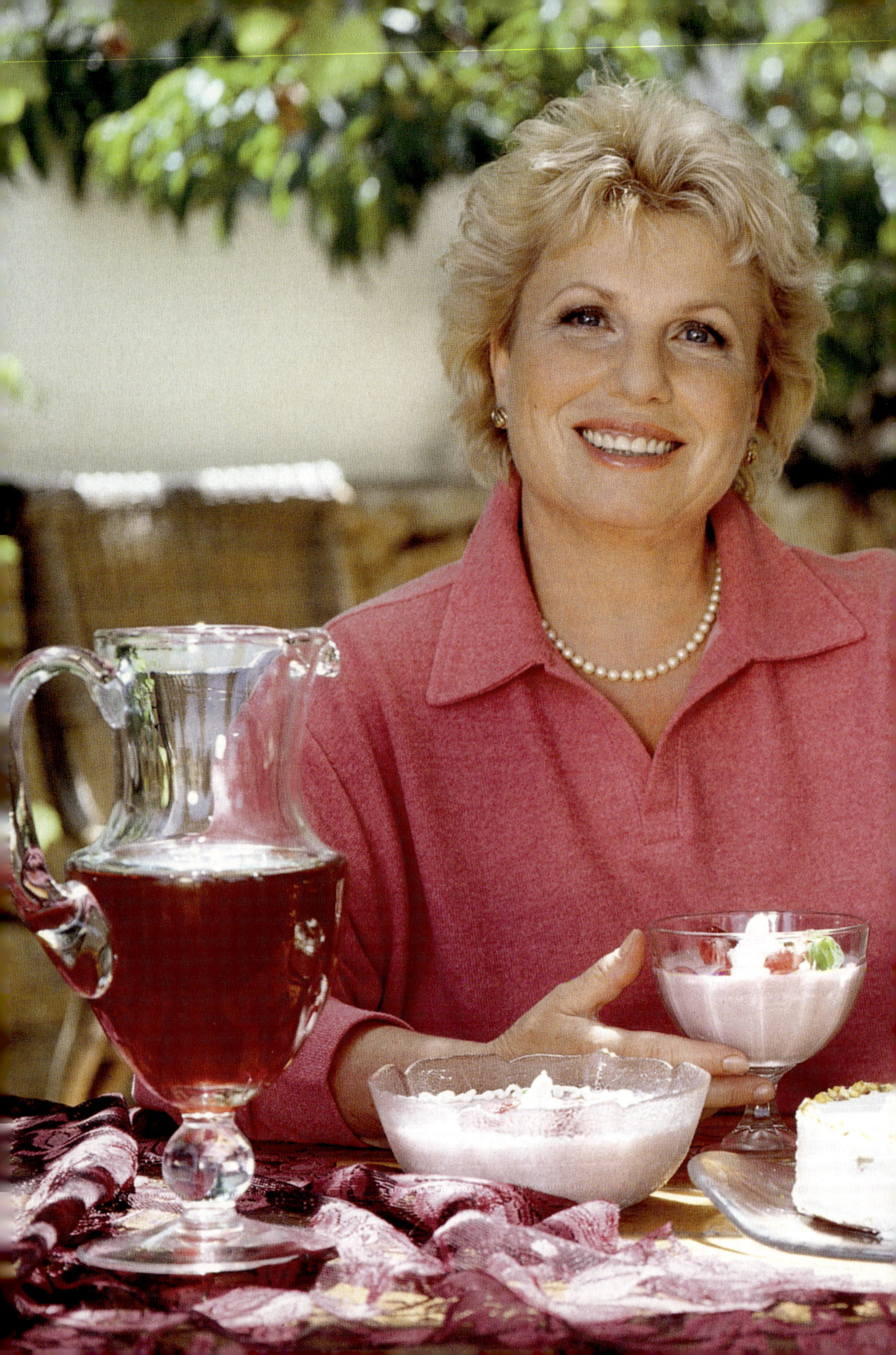

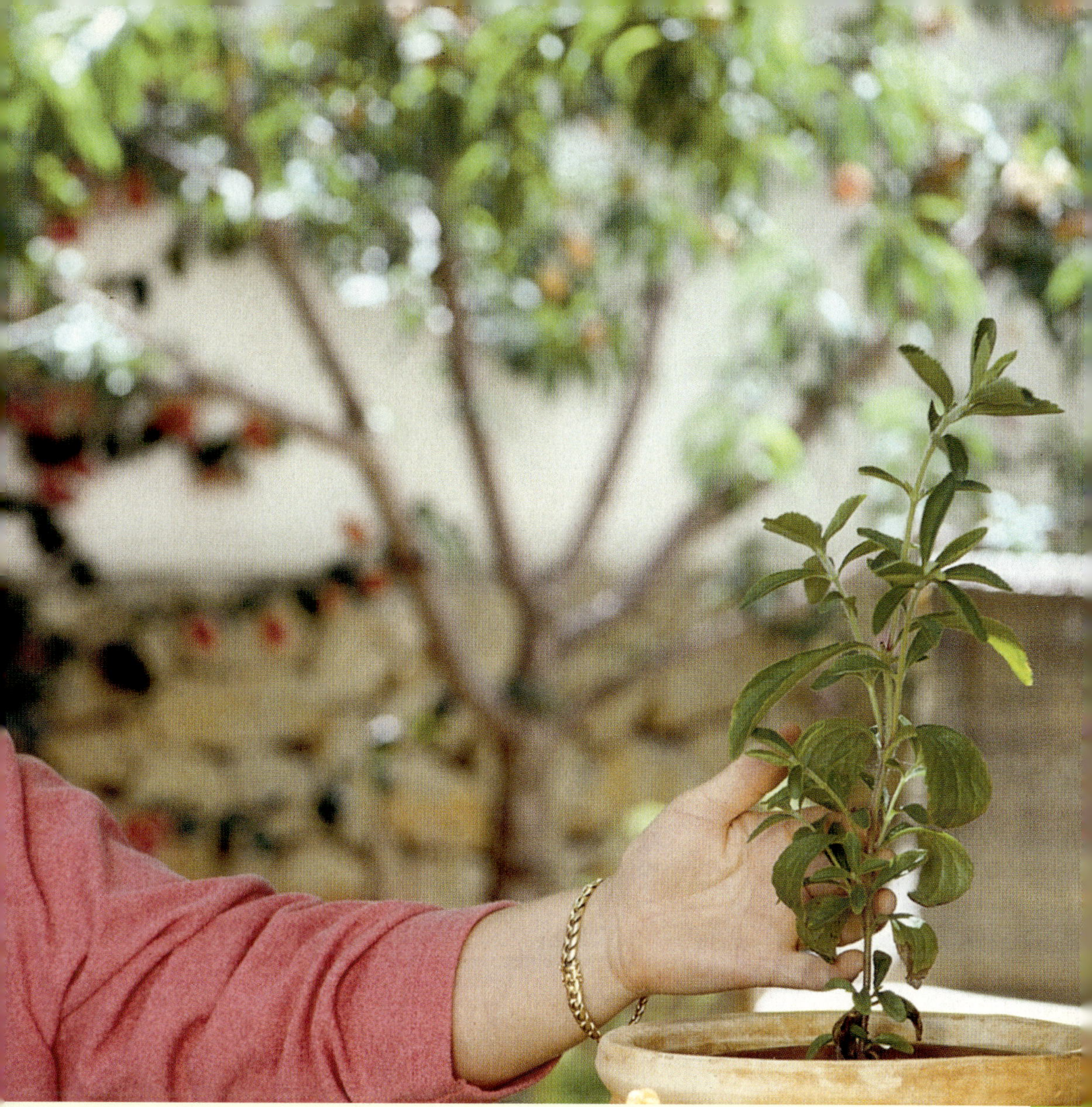

dich. iss. schlank.

Der Genießerplan

Hungern macht dick oder: wie man durch Genießen abnimmt

Der gezielte Weg von dick nach dünn

INFO

Die ersten beiden Stufen können Sie ganz nach Bedarf jeweils über ein bis zwei Wochen praktizieren. Und falls Sie später während des Langzeitprogramms wieder einmal eine »Blutzucker-Kur« einlegen wollen, können Sie jederzeit zur Start- oder Schlemmerwoche zurückkehren.

Es gibt neue Hoffnung für alle, die das ewige Auf und Ab von Diäten und Gewicht satt haben. Auf den vorherigen Seiten habe ich versucht, die Grundzüge des Stoffwechsels und der Verdauung so einfach wie möglich darzustellen. Dieses Wissen ist die Grundlage für mein »iss.dich.schlank.-Prinzip«. Im Folgenden erfahren Sie, wie Sie mit dieser neuen Methode erfolgreich und sanft abnehmen können. Dabei geht es nicht mehr um striktes Kalorienzählen und Selbstkasteien, sondern Sie dürfen essen, so viel Sie wollen – nur das Richtige eben.

Der iss.dich.schlank.-Genießerplan hilft beim Abnehmen und Gewichthalten, indem er Sie mithilfe eines dreistufigen Plans an die Hand nimmt. Auf der rechten Seite sind diese drei Stufen dargestellt: In der Startwoche und der Schlemmerwoche wird der Stoffwechsel umgestellt, das Endlosprogramm ist die Vorlage für eine dauerhafte »schlanke Ernährung«. Im Kapitel »Schlemmen ohne Ende« finden Sie Wochenpläne und leckere Rezepte.

Lernen Sie Ihren Insulin-Stoffwechsel kennen

Das Wichtigste beim iss.dich.schlank.-Genießerplan ist das Erkennen der eigenen »Kohlenhydrat-Unverträglichkeitsschwelle«. Wenn Sie gelernt haben, welche Lebensmittel bzw. Lebensmittelkombinationen Ihren Insulinspiegel steigen oder fallen lassen, können Sie spielerisch mit dem Essen umgehen. Beobachten Sie Ihre Gewichtsabnahme – im Normalfall verlieren Sie, je nach Ausgangsgewicht, in der iss.dich.schlank.-Startwoche etwa vier bis fünf Kilo Gewicht.

Ihr Heißhunger auf Süßes sollte in der Startphase völlig verschwinden. Lediglich im Kopf befinden sich noch die alten Verhaltensmuster, die zu »Fehltritten« aufrufen. Bleiben Sie jetzt stark und fragen Sie Ihren Körper in Ruhe, wie er mit diesen schlechten Gewohnheiten umgehen möchte. Versuchen Sie, Ihren Bauchspeck oder andere Problemzonen mit vernünftigen Argumenten zu überzeugen, denn das Aufbegehren »Ich habe Hunger!« ist nicht sehr glaubwürdig.

Die drei Stufen des iss.dich.schlank.-Genießerplans

iss. dich. schlank.

Die Startwoche

1. Stufe:
Es beginnt mit der Startwoche, in der Sie den Stoffwechsel langsam umstellen und aus der Heißhungerspirale herausführen, indem Sie kohlenhydratarm essen.

iss. dich. schlank.

Die Schlemmerwoche

2. Stufe:
Daran schließt sich die Schlemmerwoche an, in der Sie den Körper langsam wieder an Kohlenhydrate gewöhnen – hauptsächlich jedoch an solche mit niedrigem GLYX.

iss. dich. schlank.

Das Endlosprogramm

3. Stufe:
Fühlen Sie sich damit einigermaßen sicher, können Sie zum Endlosprogramm übergehen – eine Ernährungsform, die auf einen stabilen Insulinspiegel achtet und als Dauerernährung für alle geeignet ist.

Clever kombinieren – beliebig essen

INFO

Liest man Goethes Faust, so stößt man in der Hexenküche auf Bemerkenswertes. Faust bittet Mephisto um ein Gesundheits- und Verjüngungsmittel, worauf Mephisto ihm antwortet:
»Ein Mittel, ohne Geld und Arzt und Zauberei zu haben:
Begib dich gleich hinaus aufs Feld,
Fang an zu hacken und zu graben (...)
Ernähre dich **mit ungemischter Speise** (...)
Das ist das beste Mittel, glaub,
Auf achtzig Jahr dich zu verjüngen!«

Nicht nur die Blutzuckerwirksamkeit der einzelnen Lebensmittel ist wichtig, sondern auch die Kombination bzw. Zusammenstellung der Mahlzeiten. Die Nahrungsmittel sollten innerhalb eines Rezepts bzw. einer Mahlzeit grundsätzlich so kombiniert sein, dass der Stoffwechsel nicht durch ungünstige Insulinreaktionen überfordert wird. Beim iss.dich.schlank.-Endlosprogramm werden daher innerhalb einer Mahlzeit überwiegend eiweißhaltige Speisen nicht mit überwiegend kohlenhydrathaltigen Speisen – vor allem mit hohem glykämischen Index – kombiniert.
Ideal sind eiweißreiche Speisen, die mit niedrig-glykämischen Kohlenhydraten kombiniert werden. Andererseits sollten sehr kohlenhydrathaltige Speisen nicht mit Eiweiß kombiniert werden. Außerdem gibt es »Kombis«, das sind »neutrale« Lebensmittel, die Sie beliebig mit Eiweiß und Kohlenhydraten mischen können (siehe ab Seite 90). Das Prinzip ist aus der Trennkost bekannt und verbrieft, allerdings liegt der Focus beim iss.dich.schlank.-Genießerplan noch stärker auf der Insulinantwort.
Nach dem gleichen System funktionieren übrigens auch andere Diäten, wie z. B. die eiweißbetonte Eierdiät und im Kohlenhydratbereich die Reis- oder Kartoffeldiät. Isst man bei der Eierdiät zusätzlich Brot, Kartoffeln, Reis oder Nudeln oder zur Reis- bzw. Kartoffeldiät zusätzlich Fleisch, Fisch oder Eier, wirken die Speisen für das Verdauungssystem stark belastend, und mit der Gewichtsabnahme hat es ein Ende.

Überzeugende Argumente

Schwere Mahlzeiten machen fett und träge. Wer kennt nicht das alte Sprichwort »Ein voller Bauch studiert nicht gern«? Aber welche Mahlzeiten sind »schwer«? Wenn Sie ein wenig nachdenken, wissen Sie, was ich meine: Sie würden Ihrem Liebhaber vor einer Liebesnacht sicher niemals Schweinebraten mit Knödel servieren. Und vor Antritt einer Autoreise würden Sie es vermeiden, Nudeln mit Gulasch oder Ähnliches zu essen, denn Sie wissen, dass Sie danach müde werden.

Kalium hilft beim Abnehmen

Einen weiteren Verbündeten bei der iss.dich.schlank-Methode finden Sie im Mineralstoff Kalium. Dieses »natürliche Schlankheitsmittel« regelt den Wasserhaushalt im Körper und ist für den osmotischen Druck in der Zelle verantwortlich. Kalium wirkt wie ein Katalysator, der überflüssiges Gewebswasser aus den Zellen absaugt und es über die Nieren abführt.

Besonders reich an Kalium sind getrocknete Aprikosen, grünes Blattgemüse, Salate, Kohl, Rüben, Sauerkraut, Kartoffeln, Pilze, Bananen, Nüsse, Zitrusfrüchte, Stein-, Kern- und Beerenobst. Auch in Fisch und Fleisch sind Kaliumanteile enthalten. Diese Lebensmittel helfen Ihrem Körper, unerwünschte Wasseransammlungen auszuschwemmen, und sind somit ideale Partner zur Gewichtsabnahme.

Vergessen Sie das Trinken nicht

Trinken Sie, auch wenn Sie keinen Durst haben. Am besten ist natürlich Wasser. Früchtetees sorgen für Abwechslung und können ab der iss.dich.schlank.-Schlemmerwoche getrunken werden. Kräutertees haben eine arzneiliche Wirkung, daher sollten Sie die Sorte häufiger wechseln. Verdünnte Obstsäfte oder Gemüsesäfte sind erst für das iss.dich.schlank.-Endlosprogramm zu empfehlen. Vermeiden Sie grundsätzlich Getränke, die Zucker oder Zuckeraustauschstoffe enthalten, wie Limonaden, Colagetränke, Fruchtnektare, Fruchtsäfte, Iso-Drinks und Light-Getränke. Kaffee und schwarzen Tee können Sie mit etwas Kaffeesahne in Maßen genießen.

Alkohol hat Einfluss auf den Blutzuckerspiegel. Besonders Bier lässt aufgrund der Maltose den Blutzucker rasch ansteigen, regt dementsprechend die Insulinproduktion an und verursacht ein bis zwei Stunden nach dem Genuss einen kräftigen Hunger. Alles zusammen fördert den Fettaufbau und lässt den Bierbauch wachsen. Ein Gläschen trockener Wein ist hier weniger gefährlich und kann ab und zu getrunken werden.

INFO

Am besten trinken Sie jede Stunde ein Glas Wasser, das fördert die Entschlackung und Gewichtsabnahme. Trinken Sie auch eine halbe Stunde vor dem Essen ein Glas, dann merken Sie schneller, dass Sie satt sind und essen automatisch weniger.

Spezial: Ein Erfahrungsbericht

Eine junge Frau aus Wiesbaden hat mit der iss.dich.schlank.-Methode 35 Kilogramm Gewicht verloren. Wie sie es geschafft hat und warum sie überhaupt so dick wurde, berichtet sie hier:

»Als Arzthelferin in einer Unfallchirurgie blieb mir nie die richtige Zeit für planmäßige Pausen oder ein geruhsames Mittagessen. Immer im Einsatz, verletzten Menschen zu helfen, habe ich mich selbst vernachlässigt und mich vorwiegend von Snacks ernährt. In der Praxis gab es tonnenweise Pralinen, Kekse und Kuchen von dankbaren Patienten, und da die Zeit immer knapp war, kamen Schokoriegel & Co. gerade richtig.
Es klingt absurd, aber ich wog bei meiner Geburt nur 1500 Gramm. Ich war ein Siebenmonatskind und bis zu meinem sechsten Lebensjahr untergewichtig. Nur langsam holte ich gewichtsmäßig meine Schulkameradinnen ein und hatte darum später nie das Gefühl übergewichtig zu sein – bis ich mich auf einem Hochzeitsvideo meiner Schwester sah. Erschrocken über meine Fülle, entschloss ich mich abzunehmen.
Ich probierte einige Diäten aus – und wurde dadurch aber erst so richtig hungrig, sodass ich bald wieder in meine alten Essge-

Von 78 auf 55 Kilo - die zweite Etappe ist nun auch geschafft, das Ergebnis vor allem an Hüften und Oberschenkeln deutlich sichtbar.

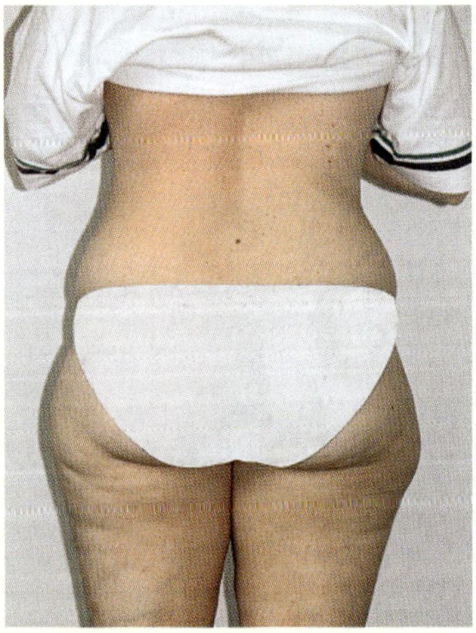

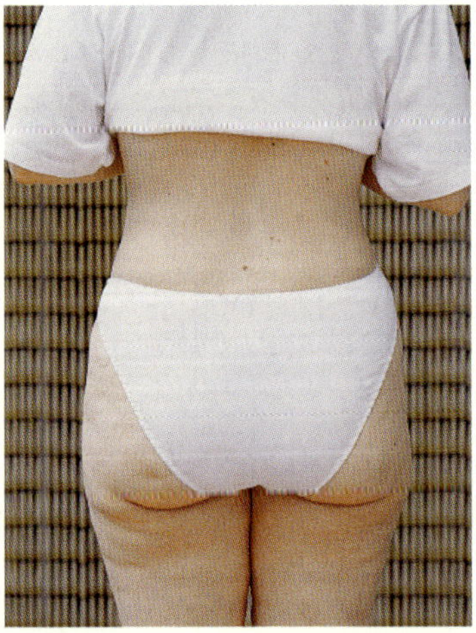

wohnheiten zurückfiel. Da ich zudem eine gute Köchin bin und richtig gut backen kann, konnte ich es einfach nicht lassen, mir am Abend oder an den Wochenenden leckere Gerichte zu kochen und köstliche Kuchen zu backen. Auch habe ich nie Sport getrieben. Mir war klar, dass ich meine Lebensgewohnheiten ändern musste. Ich war 34 Jahre alt und wog inzwischen fast 90 Kilo bei einer Größe von 1,58 Meter.
Ich kannte Ursula Summ schon länger und fragte sie nun um Rat. Sie erzählte mir, dass sie gerade ein neues Konzept ausarbeite, und gab mir Tipps, wie ich meine Ernährung umstellen könne, außerdem durfte ich ihre Wochenpläne testen.
In den ersten Wochen der Ernährungsumstellung fühlte ich mich etwas eingeschränkt. Ich hatte von Fleisch und Wurst nie viel gehalten und vermisste meine Nudelaufläufe. Zuerst dachte ich: »Das schaffe ich nie.« Aber dann beschloss ich, dass ich durchhalten würde. Zuerst suchte ich mir aus den Essplänen alles das heraus, was ich gerne esse. So standen in Öl gebratene Auberginen, Salat mit Thunfisch oder Schafskäse und Putenfleisch ganz oben auf der Liste.
In dieser Zeit begann ich auch Sport zu treiben, ich gehe heute noch regelmäßig schwimmen und trainiere mit einem speziellen Hometrainer meine Beine. Nach drei Monaten wog ich nur noch 78 Kilo! Es ging mir gut, ich fühlte mich großartig und war so richtig motiviert. Essensmäßig steigerte ich allmählich die Gemüse-, Salat- und Obstportionen und achtete zusätzlich auf Kohlenhydrate mit niedrigem glykämischen Index. Ich ließ meinen Blutzuckerspiegel nicht mehr übermäßig ansteigen und hatte dadurch nicht das Gefühl, mir etwas zu versagen.
Seitdem ist ein gutes Jahr vergangen. Ich wiege heute im Durchschnitt zwischen 54 und 55 Kilo. Statt Hosengröße 48 trage ich Größe 38, und es macht mir wieder Spaß, einkaufen zu gehen.
Nie vergesse ich den Tag, als sich die ganze Familie zu einer großen Geburtstagsfeier traf. Viele hatten mich lange nicht mehr gesehen, schauten verdutzt und wollten nicht glauben, was sie da sahen. Verstehen Sie mich bitte nicht falsch, aber es war für mich der größte Tag meines Lebens.«

Einfach süßen ohne Zucker

INFO

Von den Süßungsalternativen ist Agavendicksaft am meisten zu empfehlen, da er einen niedrigen GLYX hat. Honig und Sirup sollten Sie in den ersten beiden Wochen des iss.dich. schlank.-Genießerplans vermeiden.

Schon von Geburt an ist der Mensch auf süß programmiert. Süß schmeckt gut, süß hebt die Laune, süß tröstet, süße Sachen machen glücklich. Kinder sowie Erwachsene verzehren täglich im Durchschnitt etwa 100 bis 120 Gramm Zucker, teilweise in Nahrungsmitteln versteckt. Auf diese großen Mengen ist unser Stoffwechsel nicht eingerichtet. Er reagiert dementsprechend und lockt zu viel Insulin. Nun lieben aber viele das süße Naschwerk, und in allen süßen Sachen steckt Zucker, Fruktose, Maltose, Rübenkraut, Honig, Ahornsirup, Obstdicksaft oder verschiedene Süßstoffe. Leider ist keiner dieser süßen Verführer figur- oder gesundheitstauglich.

Stevia – die süße Erfüllung

Da ich selbst ein großer Fan von süßen Sachen bin, kann ich alle Naschkatzen gut verstehen, denn ein Verzicht darauf ist sehr hart. Es gibt allerdings eine Alternative: Stevia, zu deutsch Süßkraut – eine Pflanze aus Südamerika, die schon seit Jahrhunderten von den Ureinwohnern als Süßungsmittel für Speisen und Getränke sowie für medizinische Zwecke verwendet wird. Die Pflanze ist kalorien- und kohlenhydratfrei, toxische Nebenwirkungen sind nicht bekannt, wobei eine abschließende Bewertung von der zuständigen EU-Kommission noch aussteht. Die enorme Süßkraft der Stevia-Pflanze liegt in dem komplexen Molekül mit dem Namen »Steviosid« begründet. Die frischen Blätter schmecken

ALTERNATIVEN ZU STEVIA

In vielen meiner süßen iss.dich.schlank.-Rezepte verwende ich als kohlenhydratfreie Alternative Stevia. Falls Sie Stevia nicht bekommen (siehe Seite 156), können Sie auch Agaven-, Apfel-, Birnendicksaft oder Frutilose sowie Fruchtzucker, Honig oder Agaven- oder Ahornsirup verwenden. Diese Süßungsmittel enthalten jedoch gewisse Mengen an Kalorien und Kohlenhydraten und beeinflussen daher den Blutzuckerspiegel unterschiedlich (siehe auch GLYX-Tabelle). Ob Sie auf Süßstoff oder Stevia zurückgreifen möchten, entscheiden Sie bitte selbst.

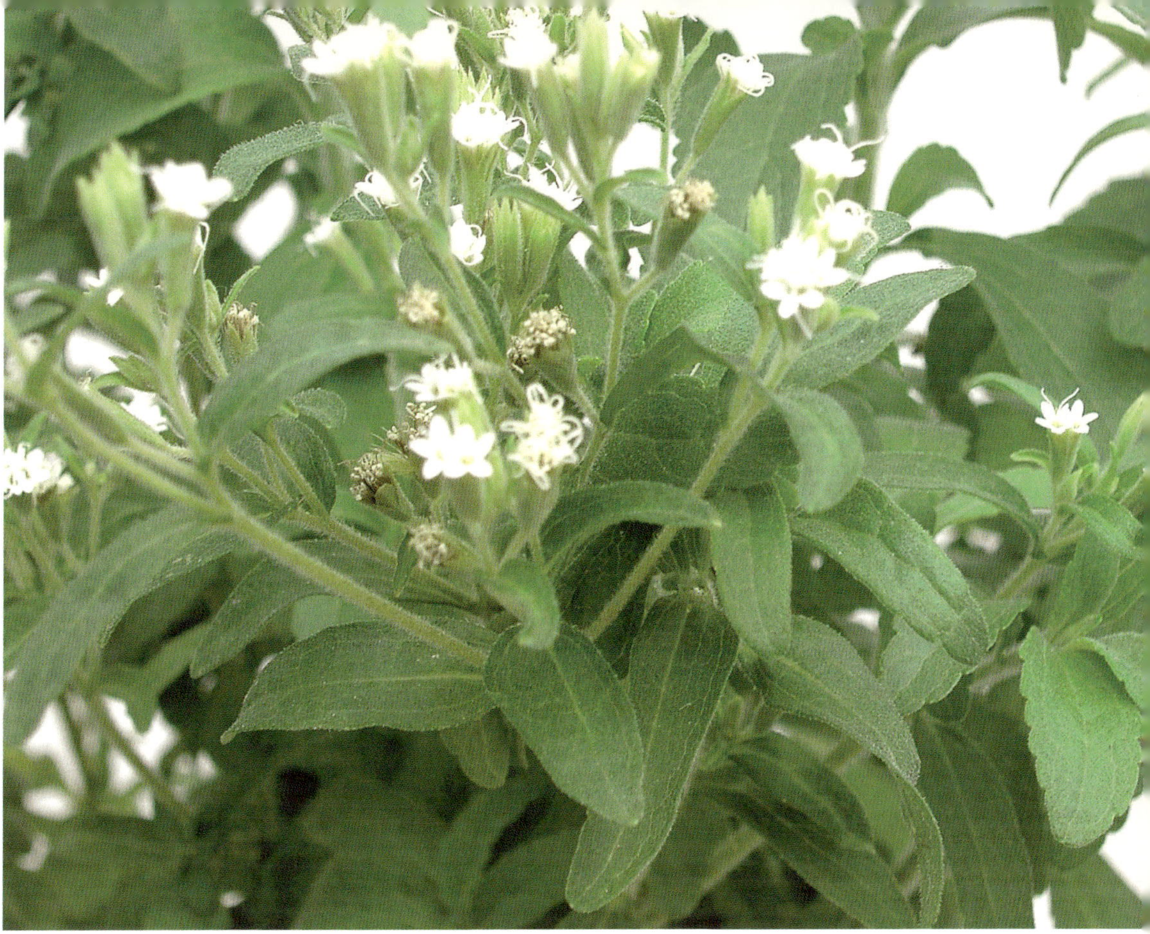

nach Süßholz und süßen 10- bis 30-mal stärker als Zucker. Die Extrakte der Pflanze können sogar die 300fache Süßkraft von raffiniertem Zucker erreichen. Und da dies alles ohne Kohlenhydrate und ohne Kalorien geschieht, hat Stevia auch keinen negativen Einfluss auf den Blutzuckerspiegel. Die Pflanze könnte vor allem ein Segen für Übergewichtige und Diabetiker sein.

Die eher unscheinbare Stevia-Pflanze hat eine hohe Süßkraft. Sie ist eine wunderbare gesunde Alternative zu normalem Zucker.

Vielseitig einsetzbares Süßkraut

Stevia wird weltweit angebaut, Extrakte sind in Asien und Amerika auf dem Markt. Besonders die Japaner lieben die charakteristische Süße der Pflanze und verarbeiten Stevia schon seit 30 Jahren in Diätgetränken, Milchprodukten, Eiscremes, Kuchen und anderen Süßigkeiten. In Europa ist Stevia nicht als Lebensmittel freigegeben. Es darf aber – ohne Hinweis auf seine Süßkraft – verkauft werden, man findet es bei uns unter verschiedenen Bezeichnungen, wie z. B. als Schnittblumennahrung, Badezusatz, Zahn- und Tierpflege oder zur Herstellung von Kosmetik und Gesichtsmasken. Bezugsadressen für Stevia finden Sie im Anhang auf Seite 156.

Ich mache das so ...

INFO

Schoko-Eiskonfekt: 250 g Butter in einem Topf langsam erhitzen, aufkochen, abschäumen und durch ein feines Haarsieb gießen. 200 ml Sahne mit 1 EL Kakao (stark entölt) verrühren und aufkochen lassen. 200 g Mascarpone, 4–5 EL Agavendicksaft oder 1/3 TL Steviapulver und die geklärte Butter unterrühren, abkühlen lassen und portionsweise in kleine Papiermanschetten füllen. Im Eisfach gefrieren lassen.

Bevor es nun mit den Rezepten in die volle Praxis geht, gebe ich Ihnen hier noch ein paar Tipps für den Alltag und unterwegs:

- **Im Restaurant:** Hier kommt es darauf an, in welches Lokal ich gehe. Beim Italiener esse ich gerne gegrilltes Gemüse und Schwertfisch, beim Spanier Fisch in Salzkruste mit kleinen Paprikaschoten, beim Griechen gebackenen Schafskäse auf buntem Salat, beim Jugoslawen Krautsalat mit Cevapcici, beim Asiaten gemischtes Wok-Gemüse mit Hähnchenspießen und in Restraurants mit bürgerlicher Küche nehme ich Putenschnitzel mit Pfefferrahmsauce und Salat. Kohlenhydratreiche Beilagen lasse ich weg und bestelle dafür lieber einen doppelten Salat.
- **Beim Kaffeekränzchen:** Um ehrlich zu sein – hier kann ich meist nicht widerstehen und greife zu. Möchte man mir jedoch gegen meinen Willen noch ein Stück Kuchen aufzwingen, stelle ich schnell meine Kaffeetasse auf den Teller. Niemand wird den angeschmutzten Unterteller zurück auf die Tischdecke stellen.
- **Bei Grillfesten:** Nach Möglichkeit lasse ich mir zu Grillwürstchen und Fleisch halbierte Tomaten auf Alufolie mitgrillen. Kräuterbutter oder Knoblauchsauce gehören einfach dazu, wobei ich dann auf Weißbrot, Nudel- und Kartoffelsalat gut verzichten kann. Manchmal nehme ich statt Fleisch oder Wurst lieber Kartoffelsalat – diesen esse ich mit den Grilltomaten.
- **Bei Süßhunger:** Meinen Schokoladen- und Eishunger stille ich mit selbst gemachtem Schoko-Eiskonfekt, welches ich mir auf Vorrat zubereite (Rezept siehe links). Oder ich froste mir ein Joghurt, das ich zuvor mit Zitronensaft und Stevia mischte. Marzipanähnlich schmeckt Joghurt mit 1 Esslöffel fein gemahlenen Mandeln, 2 Tropfen Bittermandelöl und Süße vermischt.
- **Wenn es schnell gehen muss:** Viele Speisen bereite ich auf Vorrat zu, so habe ich immer eine kleine Reserve für schnelle Mahlzeiten parat. Gut gekühlt halten sich z. B. Geflügel-, Wurst-, Eier- oder Krabbensalat ein bis zwei Tage frisch. Suppen und Eintöpfe sind auch länger haltbar. In der doppelten Menge koche ich Kartoffeln, Reis, Nudeln und Gemüse.

Die Grundprinzipien des Programms

Im Folgenden sind die Grundprinzipien des iss.dich.schlank.-Programms in zehn Geboten zusammengefasst. Die zwei letzten Punkte – »Bewegen Sie sich« und »Tun Sie etwas für sich« – wurden bisher nicht ausführlicher besprochen, dazu finden Sie mehr am Ende des Buches, ab Seite 140.

Die zehn iss. dich. schlank. Gebote

1. Streben Sie einen ausgeglichenen Blutzuckerspiegel an

Meiden Sie Kohlenhydrate, die den Blutzuckerspiegel übermäßig in die Höhe treiben.

2. Essen Sie die »richtigen« Kohlenhydrate

Essen Sie überwiegend Kohlenhydrate, die einen mittleren bzw. niedrigen GLYX aufweisen.

3. Bremsen Sie den Heißhunger aus

Meiden Sie Nahrungsmittel, die im Körper Heißhunger auslösen.

4. Verwenden Sie nur hochwertige Fette

Streichen sie fettes Fleisch, fette Wurst, gesättigte und gehärtete Fette vom Speiseplan.

5. Kombinieren Sie clever – denken Sie um

Kombinieren Sie nur solche Nahrungsmittel miteinander, die sich miteinander gut vertragen (siehe iss.dich. schlank.-Kombiplan auf Seite 92–95).

6. Essen Sie Süßes

Süßigkeiten sind erlaubt – aber bitte keine, die den Blutzucker erhöhen. Verwenden Sie Stevia, Fruchtzucker oder Agavendicksaft als Alternative zum Zucker.

7. Trinken Sie ausreichend

Acht Gläser Wasser täglich helfen dem Stoffwechsel auf die Sprünge.

8. Achten Sie auf Kalium

Entwässern auf natürliche Art: Salate, Gemüse, Rohkost und Obst bieten aufgrund des hohen Kaliumgehaltes die ideale Voraussetzung, um abzunehmen.

9. Bewegen Sie sich

Jede Art von Bewegung lässt Körperfett schmelzen und verhilft Ihnen zu einem leichteren Leben.

10. Tun Sie etwas für sich

Machen Sie es sich zur Lebensaufgabe, glücklich zu sein, und Sie werden sich wundern, wie viel besser und schöner Ihr Leben sein wird.

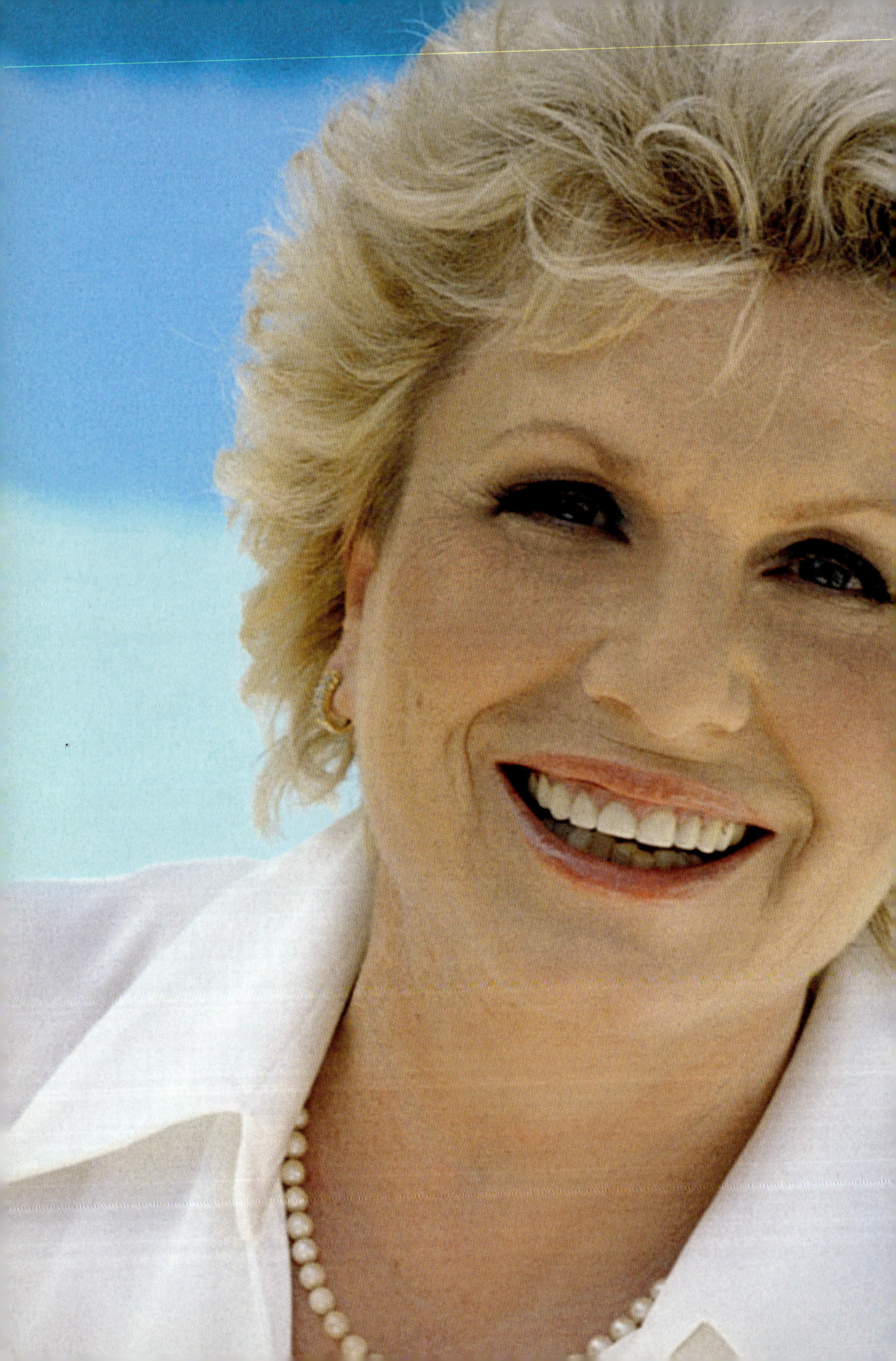

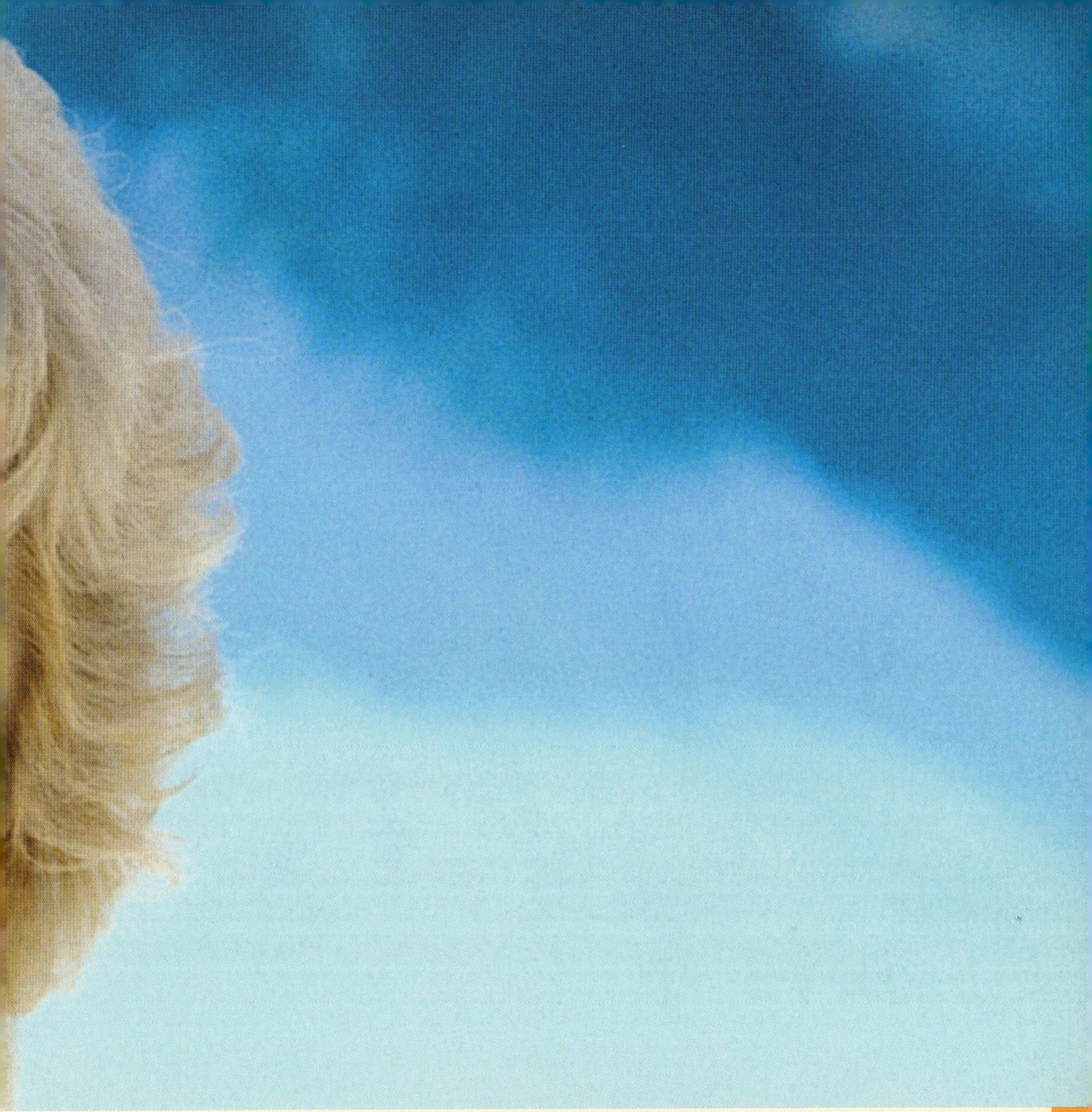

iss.
dich. schlank.

Schlemmen ohne Ende

Rezepte, Lebensregeln, Wochenpläne, Genießertipps

Lebensmitteltabellen und Wochenpläne

INFO

In der hinteren Umschlagklappe finden Sie einen Mengenplan. Dieser gibt Ihnen einen Überblick, welche Mengen pro Person und pro Mahlzeit im Endlosprogramm angemessen sind.

Wie auf Seite 33 dargestellt, besteht der iss.dich.schlank.-Genießerplan aus drei Stufen: Startwoche, Schlemmerwoche und Endlosprogramm.

Für jede Stufe gibt es eine Lebensmitteltabelle, die immer mehr erweitert wird. Sie starten mit einer weitgehend kohlenhydratfreien Kost, in der Schlemmerwoche sind mehr Kohlenhydrate erlaubt, und im Endlosprogramm dürfen Sie jede Menge Kohlenhydrate essen – aber die richtigen.

Ich habe außerdem für jede Stufe einen Wochenplan entwickelt, der beispielhaft zeigt, wie die Rezepte zusammengestellt werden können. Diese Pläne müssen Sie natürlich nicht exakt befolgen, sie sollen vor allem als Anregung dienen und Ihnen eine Idee davon geben, wie die Mahlzeiten über den Tag verteilt sein können. Und schließlich gibt es für jede Stufe zahlreiche leckere Rezepte, aus denen Sie nach Ihrem Geschmack wählen und die Sie in Ihren persönlichen Wochenplan einbauen können.

Heißhunger-Attacken ade

Sie beginnen mit der Startwoche, in der Sie den Stoffwechsel langsam umstellen. Damit befreien Sie sich endlich aus der ungesunden Heißhungerfalle, keine Unterzuckerung zwingt Ihren Körper jetzt mehr, unaufhörlich auf Futtersuche zu gehen. Ihr Süßhunger wird auf natürliche Weise heruntergefahren, der ständige Drang, etwas kauen zu müssen, hört schlagartig auf, und Sie nehmen kontinuierlich ab.

Alle Rezepte besitzen einen hohen Sättigungswert, außerdem essen Sie in der Startwoche fast gar keine Kohlenhydrate, dementsprechend entlocken Sie der Bauchspeicheldrüse wenig Insulin, was Ihr Appetitempfinden dämpft.

Ein weiteres Ziel der iss.dich.schlank.-Methode ist es, eine womöglich bestehende Unfähigkeit Ihres Körpers, Kohlenhydrate problemlos verdauen zu können, langsam wieder rückgängig zu machen. Erreichen können Sie dies, indem Sie Ihren Stoffwechsel

mit einer kurzen streng kohlenhydratarmen Phase überlisten – und das geschieht in der Startwoche. Wegen der fehlenden Zuckerstoffe wird Ihr Körper dazu gezwungen, sich bei den »hauseigenen« Fettdepots zu bedienen, er verbrennt also körpereigenes Fett.
Wenn Ihnen die Startwoche gut bekommt, dann können Sie diese noch um eine Woche verlängern. Spätestens nach 14 Tagen sollten Sie jedoch zur Schlemmerwoche übergehen.

INFO

Von den richtigen Nahrungsmitteln können Sie so viel essen, wie Sie möchten. Genug zu essen ist besonders wichtig für die Psyche. Und es ist wirklich kurios, dass der Körper trotz reichhaltiger Nahrung an Gewicht verliert.

Hören Sie auf Ihren Körper

Falls Sie jedoch in der iss.dich.schlank.-Startwoche zu schnell abnehmen oder sich unwohl fühlen, gehen Sie gleich zur zweiten Stufe über, der iss.dich.schlank.-Schlemmerwoche. Hier können Sie zwischen einer größeren Vielfalt an Nahrungsmitteln wählen und fühlen sich frischer – auch wenn es jetzt mit der Gewichtsabnahme etwas langsamer geht. Bei Unwohlsein oder leichtem Schwindel kann es übrigens sein, dass Ihnen Salz fehlt.
Zudem rate ich Ihnen zu einem ärztlichen Check, bevor Sie mit dem Programm beginnen. Besonders für übergewichtige Jugendliche, Schwangere, Stillende, Senioren, Sportler, Patienten mit Nierenleiden, Bluthochdruck, Diabetes oder anderen schweren Erkrankungen ist in dieser ersten Ernährungsphase der Rat eines Arztes wichtig.
In den folgenden zwei bis vier Wochen stellen Sie Ihre Ernährung um. Richten Sie sich bewusst darauf ein, lassen Sie keine Ausrede gelten, von Ihrem Plan abzuweichen. Wenn Sie selbst kochen, ist das kein Problem, bei Einladungen sollten Sie vorher einen Blick auf die Lebensmitteltabellen werfen.

BASENPULVER – FÜR DEN ERFOLGREICHEN EINSTIEG

Um den Körper vor einer Übersäuerung zu schützen, nehme ich täglich abends vor dem Schlafengehen 1 Teelöffel Basenpulver, in 1/4 Liter lauwarmem Wasser aufgelöst. Für Basenpulver gibt es verschiedene Zusammenstellungen und Anbieter. Wichtig ist, dass es keinen Milchzucker sowie keine Süßstoffe oder Zuckeraustauschstoffe enthält. Basenpulver gibt es in der Apotheke und im Reformhaus, lassen Sie sich beraten.

Die iss.dich.schlank.-Startwoche

INFO

Achtung: Da Sie in der iss.dich.schlank.-Startwoche Ihrem Körper nicht mehr so viele hungrig machende Kohlenhydrate zuführen, werden Sie schneller satt sein als gewohnter Weise.

Nun geht es los. Gewöhnen Sie Ihren Körper an einen niedrigen Insulinspiegel, freuen Sie sich darauf, den Heißhunger loszuwerden. Sie können sich an den Wochenplan auf Seite 48/49 halten oder anhand der Lebensmitteltabelle und der Rezepte Ihren eigenen Plan zusammenstellen.

Nicht mehr als 20 Gramm Kohlenhydrate

Achten Sie bitte darauf, dass Sie in der ersten Woche nicht mehr als insgesamt 20 Gramm Kohlenhydrate pro Tag zu sich nehmen. Das ist am einfachsten, wenn Sie sich an die angegebenen Salat- und Gemüsemengen der einzelnen Rezepte halten. An den kohlenhydratfreien Nahrungsmitteln (siehe Lebensmitteltabelle rechts) können Sie sich nach Belieben satt essen. Lassen Sie keinen Hunger aufkommen, doch essen Sie nichts, wenn Sie nicht hungrig sind.

Eiweiß, so viel Sie wollen

Die auf dem Plan stehenden Fleisch-, Wurst-, Eier-, Fisch- und Käsesorten unterliegen in der Startwoche keiner Mengenbegrenzung. Wenn Sie Fleisch und Wurst nicht so gerne mögen, dann wählen Sie unter den Fisch-, Käse- und Eierrezepten.
Ganz wichtig: Essen Sie keine Frikadellen, Würstchen oder Wurstwaren, die Streckungsmittel in Form von Kohlenhydraten beinhalten. Lesen Sie aufmerksam die Nährwertangaben aller Nahrungsmittel, die Sie kaufen, durch und prüfen, ob sich darin möglicherweise größere Mengen an Kohlenhydraten verstecken.

Vorsicht vor verstecktem Zucker

Meiden Sie in der Startwoche auch Joghurt, Quark, Buttermilch oder ähnliche Milchprodukte, denn der Zuckeranteil ist zu hoch. Er liegt zwischen 3,2 und 4,8 Gramm Kohlenhydraten pro 100 Gramm Milchprodukte. Ebenso zu meiden sind alle Obstsorten, außer in geringen Mengen Papaya.

Lebensmitteltabelle für die iss.dich.schlank.-Startwoche

KOHLENHYDRATFREIE NAHRUNGSMITTEL

Fleisch

Bratenfleisch · Steaks · Rouladen Schnitzel · Gulasch · Hackfleisch vom Rind · Kalb · Lamm · Geflügel Wild · Fleischfond (möglichst kein Schweinefleisch!)

Wurstwaren

Corned beef · Geflügelfleischwurst Putenlachsschinken · Truthahnaufschnitt · Lamm- und Rindersalami (Vorsicht: einige Wurstwaren enthalten Kohlenhydrate)

Fisch und Meeresfrüchte

Brasse · Flunder · Forelle · Hering Heilbutt · Kabeljau · Krebs · Lachs Langusten · Rotbarsch · Scholle Seelachs · Seeteufel · Steckmuscheln · Thunfisch · Tintenfisch unpaniert · Fischfond (keine Algen oder Austern)

Fette

Butter · Butterschmalz · ungehärtetes Kokosfett · Distelöl · Kürbiskernöl Sonnenblumenöl · Olivenöl · Rapsöl Walnussöl · Leinöl · ungehärtete Reformhaus-Margarine · Mayonnaise (Vorsicht: Mayonnaise enthält Eier und daher Spuren von Kohlenhydraten)

Sonstiges

Agavendicksaft in kleinen Mengen Bäckerhefe · Biobin · Gelatine weiß und rot · zuckerfreie Götterspeise koffeinfreier Kaffee · heller Leinsamen · teeinfreier Tee

NAHRUNGSMITTEL MIT SPUREN VON KOHLENHYDRATEN

Käse

Appenzeller · Bergkäse · Blauschimmelkäse · Camembert · Edamer Emmentaler · Frischkäse · Körniger Frischkäse · Gouda · Harzer · Limburger · Lindenberger Hartkäse Mozzarella · Parmesan · Rottaler Schafskäse · Tilsiter · Wörishofener Doppelrahmschnittkäse

Eier

Eier in jeder Form und Zubereitungsart: gekochte, gefüllte, pochierte Eier · Omelett · Rühreier Spiegeleier · Omelett

Pilze

Austernpilze · Birkenpilze Butterpilze · Champignons Hallimasch · frische Pfifferlinge Rotkappen · frische Steinpilze

NAHRUNGSMITTEL MIT NIEDRIGEN KOHLENHYDRATWERTEN

◆ Alle Kohlenhydratwerte beziehen sich auf 100 Gramm bzw. 100 Milliliter eines Lebensmittels. ◆ Erlaubt sind alle Gewürze, Vanille und andere Extrakte, die keinen Zucker enthalten. ◆ Achten Sie unbedingt auf die vorgeschriebenen Mengen in den einzelnen Rezepten. ◆ Bei Tiefkühlkost können Sie sich nach den Angaben auf der Packung richten.

Alfalfa-Sprossen	2,2 g
Apfelessig	0,6 g
Avocado	0,4 g
Balsamessig	23,0 g
Bambussprossen	0,5 g
Basilikum	5,0 g
Blumenkohl	2,3 g
fette Brühe	0,8 g
Chicorée	2,3 g
Chinakohl	1,2 g
Dill	5,0 g
Eichblattsalat	1,7 g
Endivien	0,3 g
Feldsalat	0,7 g
klare Gemüsebrühe, instant	1,3 g
Gemüsefond	1,3 g
Gurke	1,8 g
Kopfsalat	1,1 g
Lauch	2,5 g
Limone	3,8 g
Meerrettich (Glas)	7,3 g
Mungobohnensprossen	1,8 g
grüne Oliven	1,8 g
Oregano	5,0 g
Papaya	2,4 g
Paprika, grüne	2,9 g
Peperoni, grüne	2,9 g
Petersilie	7,3 g
Radicchio	1,5 g
Radieschen	2,0 g
Rauke/Rucola	9,1 g
Rettich	1,9 g
Rosmarin	5,0 g
Sauerampfer	2,1 g
Sauerkraut	0,6 g
Schnittlauch	1,6 g
Senf	6,0 g
Spargel, gekocht	1,6 g
Spinat	0,6 g
Stangensellerie	2,2 g
Thymian	6,0 g
Tomaten	2,6 g
Zitrone	3,8 g
Zucchini	2,0 g
Zwiebel	4,9 g

DIE STARTWOCHE

	Frühstück	Snack
ERSTER TAG Montag	100 g grüne Paprika mit 200 g körnigem Frischkäse 2,9 g Kohlenhydrate	100 g Avocado 0,4 g Kohlenhydrate
ZWEITER TAG Dienstag	Geflügelfleischwurst mit Spiegelei 4,4 g Kohlenhydrate **Seite 64**	200 g Sauerkraut 1,2 g Kohlenhydrate
DRITTER TAG Mittwoch	Frischkäse mit Papaya 2,8 g Kohlenhydrate **Seite 53**	Champignoncremesuppe 3,5 g Kohlenhydrate **Seite 55**
VIERTER TAG Donnerstag	200 g Chicorée mit 100 g Corned beef 4,6 g Kohlenhydrate	Roastbeef-Röllchen 2,6 g Kohlenhydrate **Seite 56**
FÜNFTER TAG Freitag	60 g Geflügelfleischwurst mit 200 g Rettich 3,8 g Kohlenhydrate	100 g Avocado 0,4 g Kohlenhydrate
SECHSTER TAG Samstag	Käse-Carpaccio 3,6 g Kohlenhydrate **Seite 53**	200 g grüne Paprika mit 50 g Rindersalami 5,8 g Kohlenhydrate
SIEBTER TAG Sonntag	Fruchtiges Ziegenkäsegratin 2,4 g Kohlenhydrate **Seite 57**	Bouillon mit Ei 3,7 g Kohlenhydrate **Seite 54**

Hauptgericht	Snack	Abendessen
Brathuhn mit feurigem Pilz-Lauch-Gemüse 5,9 g Kohlenhydrate **Seite 59**	Käse-Spieker 1,0 g Kohlenhydrate **Seite 52**	Hühnersuppe, Sauerkraut mit Würstchen 3,4 g + 2,6 g Kohlenhydrate **Seite 55 + 57**
Bunte Hackspießchen 5,1 g Kohlenhydrate **Seite 56**	100 g Radieschen mit 80 g Gouda 2,0 g Kohlenhydrate	Lachs mit Pfefferkruste und Spinat 2,9 g Kohlenhydrate **Seite 65**
Krabbencocktail auf Blattsalat 4 g Kohlenhydrate **Seite 61**	200 g Gurke mit 2 geräucherten Forellenfilets 3,6 g Kohlenhydrate	Kalbsgeschnetzeltes in Pilzrahmsauce 5,6 g Kohlenhydrate **Seite 63**
Avocado-Eier-Ragout auf Endivien 5,0 g Kohlenhydrate **Seite 60**	Chicorée mit Lachstatar 1,9 g Kohlenhydrate **Seite 51**	Gyros-Pfanne mit Schafskäse überbacken 5,2 g Kohlenhydrate **Seite 64**
Schwertfischsteak mit buntem Salat 5,2 g Kohlenhydrate **Seite 65**	2 Matjes mit 200 g Rettich 3,8 g Kohlenhydrate	Rumpsteak mit Kräuterbutter auf Eichblattsalat 5,4 g Kohlenhydrate **Seite 67**
Gratinierte Putenmedaillons 7,5 g Kohlenhydrate **Seite 59**	Käseröllchen 2,0 g Kohlenhydrate **Seite 52**	Fisch im Salzteig mit Endiviengemüse 1,0 g Kohlenhydrate **Seite 67**
Herzhafte Putenspieße mit Rucola 9,8 g Kohlenhydrate **Seite 63**	Götterspeise (Fertigprodukt) 0,0 g Kohlenhydrate	Gefüllte Champignons 2,9 g Kohlenhydrate **Seite 60**

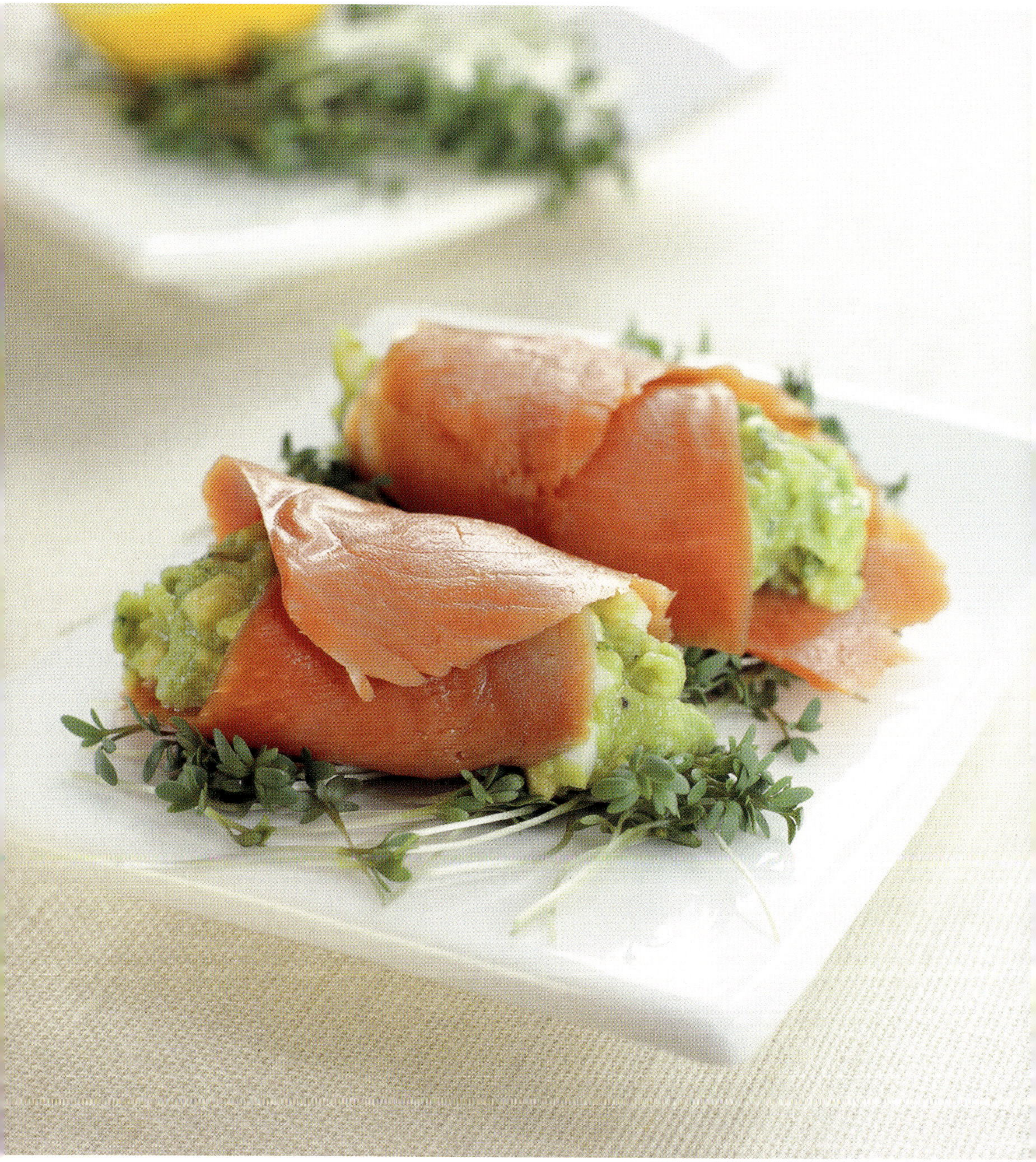

◆ Lachsröllchen auf Kressebett

1. Das Ei wachsweich kochen, mit kaltem Wasser abschrecken, schälen, halbieren und das Eiweiß in sehr feine Stücke hacken. Den Dill waschen, trockenschütteln und fein hacken.
2. Das Fruchtfleisch der Avocado aus der Schale heben, mit einer Gabel fein zerdrücken und mit dem Zitronensaft beträufeln. Eigelb, Eiweiß und Dill mit der Avocadocreme gut verrühren und leicht salzen.
3. Die Lachsscheiben mit Meerrettich bestreichen. Die Avocadocreme jeweils auf eine Lachsscheibe geben und diese aufrollen.
4. Die Kresse mit einer Schere abschneiden, verlesen, kurz abbrausen, abtropfen lassen und gleichmäßig auf einer kleinen Platte verteilen. Die Lachsröllchen auf der Kresse anrichten.

Zutaten

1 kleines Ei, 3 Stängel Dill
1/2 reife Avocado
1 TL Zitronensaft
Meersalz, 4 Scheiben geräucherter Lachs
1 TL Meerrettich aus dem Glas
1/2 Kästchen Kresse

- *Snack*
- *Für 1 Portion*
- *1,7 g Kohlenhydrate*

◆ Chicorée mit Lachstatar

1. Das Ei hart kochen. Abschrecken, schälen und in sehr kleine Würfel schneiden.
2. Den Lachs ebenfalls in sehr feine Würfel schneiden. Olivenöl mit Zitronensaft, Pfeffer und Salz verrühren.
3. Zwiebeln und Ei mit dem Lachs mischen. Die Marinade unterrühren und das Ganze im Kühlschrank 30 Minuten durchziehen lassen.
4. Die Chicoréeblätter waschen und trocknen. Den Schnittlauch waschen, trockenschütteln und in Röllchen schneiden. Das Lachstatar auf die Chicoréeblätter verteilen und mit dem Schnittlauch bestreut servieren.

Tipp

Verpacken Sie zum Mitnehmen das Lachstatar in eine kleine Plastikdose, den Chicorée in einen Plastikbeutel. Bewahren Sie das Lachstatar gut gekühlt auf und richten Sie es erst kurz vor dem Essen auf den Salatblättern an.

Zutaten

1 Ei
150 g geräucherter Lachs
1 TL Olivenöl
1 TL Zitronensaft
Pfeffer
Salz
1 TL gehackte Zwiebeln
5 Blätter Chicorée
5 Stängel Schnittlauch

- *Snack*
- *Für 1 Portion*
- *1,9 g Kohlenhydrate*

Zutaten

1/2 Kästchen Kresse
2 Stängel Petersilie
6 grüne Oliven ohne Stein
150 g körniger Frischkäse
1 TL Paprikapulver rosenscharf
4 Scheiben Edamer

- *Snack*
- *Für 1 Portion*
- *2,0 g Kohlenhydrate*

◆ Käseröllchen

1. Die Kresse mit einer Schere abschneiden, verlesen, kurz abbrausen und abtropfen lassen. Die Petersilie waschen, trockenschütteln und fein hacken. Die Oliven sehr fein hacken.
2. Den Frischkäse mit der Gabel etwas zerdrücken, Kresse und Oliven unterrühren, mit dem Paprikapulver würzen.
3. Den Backofen auf ca. 100 °C erhitzen. Die Käsescheiben auf ein mit Backpapier ausgelegtes Blech legen, in den Ofen schieben und die Scheiben leicht erwärmen.
4. Die Frischkäsemischung gleichmäßig auf den Käsescheiben verteilen. Die Scheiben in Klarsichtfolie vorsichtig zusammenrollen und im Kühlschrank erkalten lassen.

Tipp

Die eingerollten Käseröllchen halten sich einen Tag im Kühlschrank. Sie können also gut die doppelte Menge vorbereiten.

Zutaten

3 Radieschen
80 g Tilsiter am Stück
12 grüne Oliven ohne Stein

- *Snack*
- *Für 1 Portion, 12 Stück*
- *1,0 g Kohlenhydrate*

◆ Käse-Spieker

1. Die Radieschen putzen, waschen und in jeweils vier Scheiben schneiden. Den Käse in zwölf Würfel schneiden.
2. Abwechselnd je eine Olive, eine Radieschenscheibe und ein Käsewürfel auf kleine Holzspieße stecken und servieren.

Tipp

In eine fest verschließbare Plastikdose gefüllt, lassen sich die Käse-Spieker prima an den Arbeitsplatz mitnehmen.

◆ Käse-Carpaccio

1. Die Gurke schälen und in sehr dünne Scheiben hobeln. Den Rucola waschen, trockenschütteln, die harten Stiele entfernen und die Blätter klein schneiden. Den Schnittlauch waschen, trockenschütteln und in Röllchen schneiden.
2. Den Camembert in dünne Scheiben schneiden. Gurkenscheiben, Rucola und Käse auf einem flachen Teller anrichten. Aus Essig, Öl, Mineralwasser, Pfeffer und Salz eine Marinade rühren.
3. Die Marinade über das Carpaccio geben und das Ganze mit den Schnittlauchröllchen bestreuen.

Tipp

Nehmen Sie für das Carpaccio einen cremigen Camembert mit 60 % Fett i. Tr.

Zutaten

50 g Salatgurke
30 g Rucola
10 Stängel Schnittlauch
100 g Camembert
1 EL Obstessig
1 EL Walnussöl
2 EL Mineralwasser
Pfeffer, Meersalz

- *Snack*
- *Für 1 Portion*
- *3,6 g Kohlenhydrate*

◆ Frischkäse mit Papaya

1. Papaya halbieren, Kerne herauslösen, das Fruchtfleisch schälen und in kleine Würfel schneiden. In einer Schüssel mit dem Frischkäse mischen.
2. Drei Blättchen der Zitronenmelisse fein hacken. Zitronensaft mit Mineralwasser und mit gehackter Melisse verrühren und unter den Frischkäse mischen. Mit den restlichen Melisseblättchen garniern.

Zutaten

100 g Papaya
200 g körniger Frischkäse
6 Blättchen Zitronenmelisse
1 TL Zitronensaft
1 TL Mineralwasser

- *Snack*
- *Für 1 Portion*
- *2,8 g Kohlenhydrate*

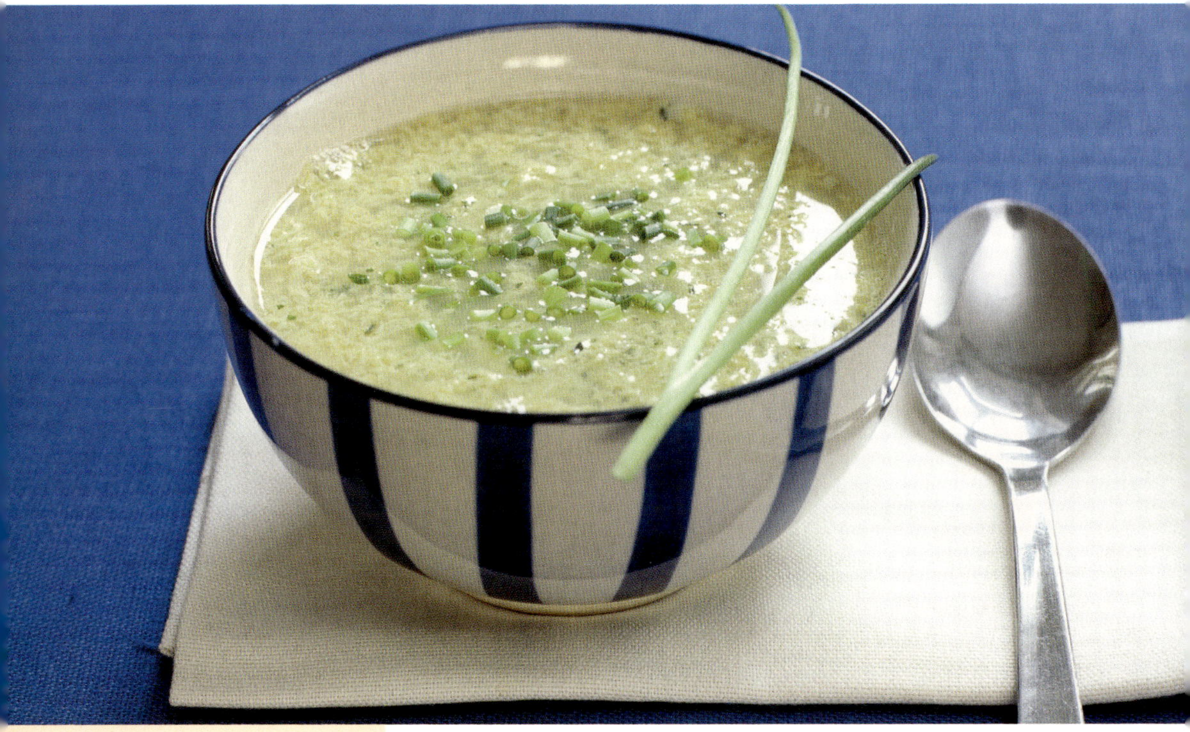

Zutaten

5 Stängel Schnittlauch

1/4 Gemüsebrühe

1 kleines Ei

- *Snack*
- *Für 1 Portion*
- *3,7 g Kohlenhydrate*

◆ Bouillon mit Ei

1. Den Schnittlauch waschen, trockenschütteln und in Röllchen schneiden. Die Brühe aufkochen lassen.
2. Das Ei mit dem Schnittlauch verquirlen und langsam unter ständigem Rühren in die Brühe einlaufen lassen.

Tipp

Die heiße Brühe können Sie auch am Arbeitsplatz zubereiten. Einfach Instantpulver mit kochendem Wasser übergießen. Dann aber nur das Eigelb mit etwas Schnittlauch hineinrühren.

◆ Schnelle Hühnersuppe

1. Das Fleisch in sehr kleine Würfel schneiden. Den Ingwer schälen und fein hacken.
2. Die Brühe aufkochen lassen und mit dem Ingwer und Chilipulver würzen. Das Fleisch zufügen, alles mit der gehackten Petersilie bestreuen und sofort servieren.

Tipp

Fleischreste lassen sich gut für kleine Snacks verarbeiten. Haben Sie gerade keine Reste zur Hand, dann schneiden Sie frisches Fleisch in dünne Scheiben und braten es 2 Minuten in heißem Öl.

Zutaten

50 g gegartes Hühnerfleisch
1 dünne Scheibe Ingwer
1/4 l Gemüsebrühe
1 Msp. Chilipulver
1 TL gehackte Petersilie

- *Snack*
- *Für 1 Portion*
- *3,4 g Kohlenhydrate*

◆ Champignoncremesuppe

1. Die Champignons abreiben, putzen und in Scheiben schneiden.
2. Die Butter erhitzen und die Champignons darin unter Rühren anbraten. Mit Liebstöckel und Chilipulver würzen, mit der Brühe aufgießen und bei schwacher Hitze 12 bis 15 Minuten köcheln lassen.
3. Die Suppe mit dem Schneidstab pürieren und die Sahne unterrühren. Mit Petersilie bestreut servieren.

Tipp

Wenn Sie welche bekommen, verwenden Sie braune Champignons für die Suppe. Sie schmecken aromatischer als die weißen.

Zutaten

50 g Champignons
1 TL Butter
1 Msp. Liebstöckel
1 Msp. Chilipulver
200 ml Gemüsebrühe
1 EL Sahne
1 TL gehackte Petersilie

- *Snack*
- *Für 1 Portion*
- *3,5 g Kohlenhydrate*

Zutaten

50 g Mungobohnensprossen
50 g Ziegenfrischkäse
1 EL Mineralwasser
5 Roastbeefscheiben

- *Snack*
- *Für 1 Portion*
- *2,6 g Kohlenhydrate*

Roastbeef-Röllchen

1. Die Sprossen waschen, verlesen und abtropfen lassen. Den Ziegenkäse mit dem Mineralwasser cremig rühren.
2. Die Roastbeefscheiben dünn mit dem Ziegenkäse bestreichen. Die Sprossen gleichmäßig darauf verteilen, die Scheiben aufrollen und mit Holzspießchen feststecken.

Tipp

Die fertigen Röllchen in eine gut verschließbare Kunststoffdose geben. Gut gekühlt halten sie sich einige Stunden frisch.

Zutaten

150 g Rinderhackfleisch
1 Msp. Chilipulver
Meersalz
1 EL Olivenöl
125 g Mozzarella
6 kleine Kirschtomaten
6 Basilikumblätter
200 g Mungobohnensprossen

- *Hauptgericht*
- *Für 1 Portion*
- *5,1 g Kohlenhydrate*

Bunte Hackspießchen

1. Das Hackfleisch mit Chilipulver und Salz würzen. Aus der Masse kleine Kugeln formen. Das Öl in einer Pfanne erhitzen, die Bällchen darin bei mittlerer Hitze in 10 Minuten rundherum braun braten, dann auskühlen lassen.
2. Den Käse in sechs gleich große Stücke schneiden. Tomaten und Basilikumblätter waschen. Je eine Tomate, ein Basilikumblatt, einen Käsewürfel und ein Hackfleischbällchen auf ein Holzspießchen stecken.
3. Die Sprossen waschen, verlesen und abtropfen lassen. Zusammen mit den Spießchen servieren.

Tipp

Sie können die Hackspießchen schon am Vorabend zubereiten und gut gekühlt in eine Kunststoffdose packen. Die Bohnensprossen halten Sie in einem verschließbaren Gefrierbeutel frisch.

◆ Sauerkraut mit Geflügelwürstchen

1. Das Öl erhitzen, Sauerkraut zugeben und bei schwacher Hitze unter Rühren anbraten. 2 Esslöffel Wasser zugeben und zugedeckt 5 Minuten köcheln lassen.
2. Die Würstchen auf das Kraut legen und zugedeckt bei schwacher Hitze 5 Minuten ziehen lassen. Zusammen mit dem Senf servieren.

Tipp

Das Rezept ist hier als Snack gedacht, kann aber auch als Abendessen zubereitet werden. Je nach Hunger verdoppeln Sie die Zutaten oder Sie essen eine Suppe vorweg.

Zutaten

1 TL Sonnenblumenöl
300 g Sauerkraut
2 Geflügelwürstchen
1 TL mittelscharfer Senf

- *Snack*
- *Für 1 Portion*
- *2,6 g Kohlenhydrate*

◆ Fruchtiges Ziegenkäsegratin

1. Die Kerne aus der Papaya herausschaben, das Fruchtfleisch schälen, in schmale Spalten schneiden und fächerförmig in einer kleinen Auflaufform anordnen. Mit dem Pfeffer bestreuen. Den Backofen auf 170 °C vorheizen.
2. Den Käse grob zerbröseln und auf den Papayaspalten verteilen. Im Backofen auf der mittleren Schiene in 20 Minuten überbacken, bis der Käse leicht gebräunt ist. Mit Minzeblättchen garniert servieren.

Zutaten

100 g Papaya
1/2 TL frisch
gemahlener Pfeffer
100 g Ziegenkäse
aus der Rolle
4 Minzeblättchen

- *Snack*
- *Für 1 Portion*
- *2,4 g Kohlenhydrate*

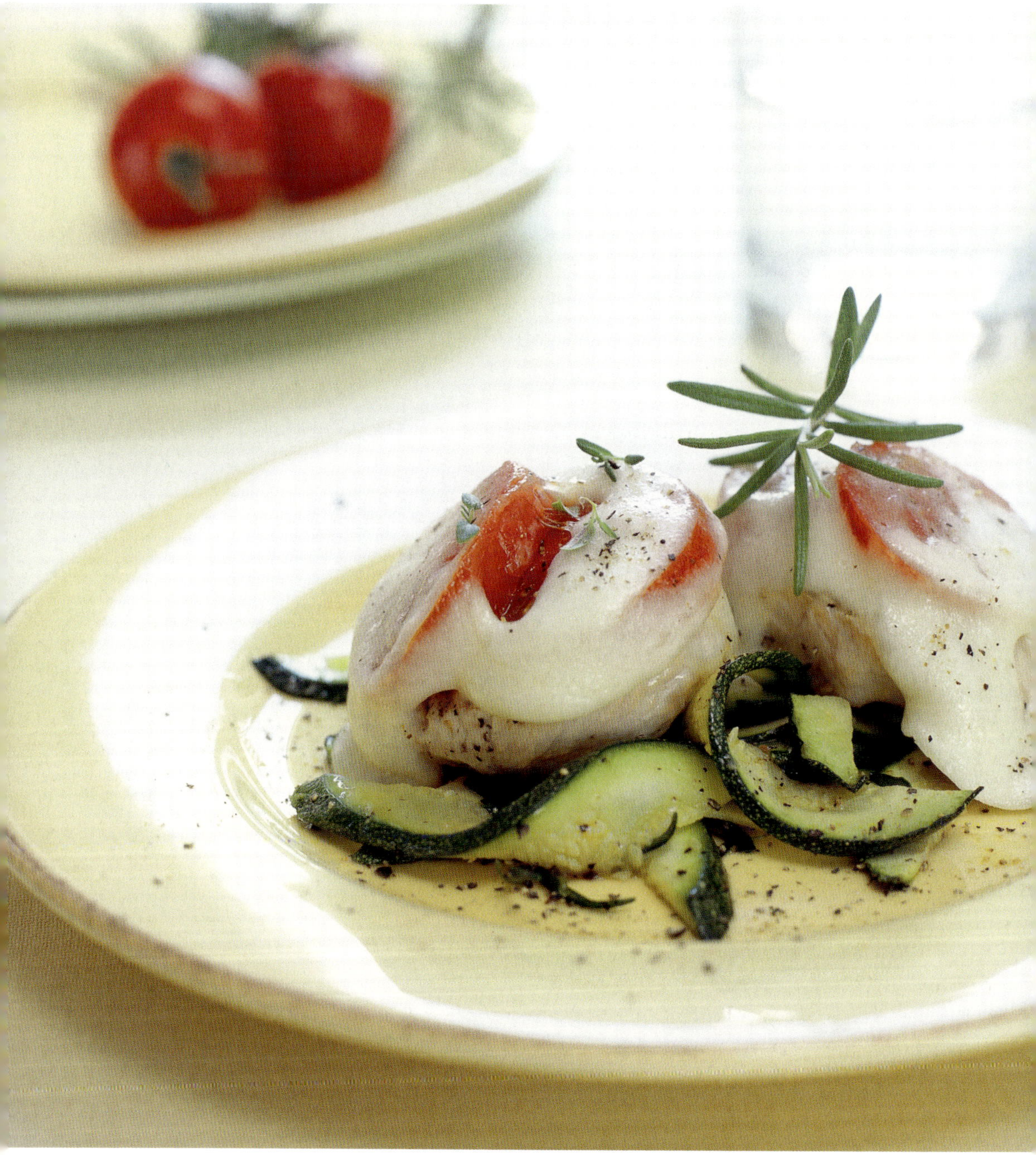

◆ Gratinierte Putenmedaillons

1. Zucchini waschen, Blüten- und Stielansätze entfernen und die Zucchini in feine Scheiben schneiden. Die Tomate waschen, vom Stielansatz befreien und in fünf Scheiben schneiden. Den Mozzarella ebenfalls in fünf Scheiben schneiden.
2. Das Fleisch waschen, trockentupfen und in fünf dicke Scheiben schneiden. Mit Pfeffer, Salz, Thymian und Rosmarin würzen.
3. Den Backofen auf 250 °C vorheizen. Das Öl in einer Pfanne erhitzen. Die Putenmedaillons bei geringer Hitze von jeder Seite etwa 4 bis 5 Minuten braten, dann in eine Auflaufform setzen. Mit jeweils einer Scheibe Tomate und einer Scheibe Mozzarella belegen. Im Backofen 10 Minuten gratinieren.
4. Zucchinischeiben im restlichen Bratfett 10 Minuten dünsten. Mit Pfeffer, Salz und Thymian würzen. Zusammen mit den Medaillons anrichten.

Zutaten

300 g Zucchini
1 kleine Tomate
125 g Mozzarella
200 g Putenbrust
Pfeffer
Salz
Thymian
Rosmarin
2 EL Olivenöl

- *Hauptgericht*
- *Für 1 Portion*
- *7,5 g Kohlenhydrate*

◆ Brathuhn mit feurigem Pilz-Lauch-Gemüse

1. Den Backofen auf 200 °C vorheizen. Das Huhn innen und außen kalt abbrausen und mit Küchenpapier trockentupfen.
2. Aus 2 1/2 Esslöffel Öl, Rosmarin, Thymian, Salz und Paprika eine Marinade rühren und das Huhn damit einpinseln. In einen Bratbeutel geben und die Enden abbinden. Ein- bis zweimal in die Folie einstechen, den Bratbeutel auf den Rost legen und das Huhn auf der mittleren Schiene etwa 1 Stunde braten.
3. 15 Minuten vor Ende der Garzeit den Bratschlauch öffnen, das Huhn mit Sud bepinseln und das Fleisch bräunen lassen.
4. Während das Huhn brät, die Pilze putzen und in Scheiben schneiden. Den Lauch putzen, längs einschneiden, gründlich waschen und in schmale Ringe schneiden.
5. Das restliche Öl in einer beschichteten Pfanne erhitzen. Champignons und Lauch darin bei mittlerer Hitze unter Rühren 4 bis 5 Minuten braten. 2 Esslöffel vom Bratsud unterrühren, mit Tabasco, Zitronenschale und Salz würzen und das Gemüse mit dem Brathuhn servieren.

Zutaten

1 kleines küchenfertiges Brathuhn
3 EL Sonnenblumenöl
je 1 TL Rosmarin, Thymian, Salz und Paprikapulver rosenscharf
200 g Champignons
200 g Lauch
1–2 Tropfen Tabasco
1 TL abgeriebene Zitronenschale

- *Hauptgericht*
- *Für 1 Portion*
- *5,9 g Kohlenhydrate*

Zutaten

8 große Champignons
1 1/2 EL Sonnenblumenöl
Meersalz
3 Stängel Petersilie
200 g Rinderhackfleisch
Pfeffer
Thymian
50 g geriebener Gouda
200 g Kopfsalat
10 Stängel Schnittlauch
1 EL Apfelessig

- *Hauptgericht*
- *Für 1 Portion*
- *2,9 g Kohlenhydrate*

◆ Gefüllte Champignons

1. Champignons abreiben und putzen, die Stiele herausbrechen und fein würfeln.
2. 1 Esslöffel Öl in einer Pfanne erhitzen und die Pilzwürfel darin unter Rühren scharf anbraten, salzen und anschließend in einer Auflaufform verteilen. Den Backofen auf 180 °C vorheizen.
3. Petersilie waschen, trockenschütteln und fein hacken. Das Hackfleisch mit Pfeffer, Salz und Thymian würzen und die Petersilie untermischen. Die Masse in die Pilzhüte füllen, auf die gebratenen Pilzwürfel setzen und mit Käse bestreuen. Im Backofen auf der mittleren Schiene in 25 Minuten überbacken.
4. In der Zwischenzeit den Salat putzen, waschen, abtropfen lassen und in mundgerechte Stücke zerpflücken. Den Schnittlauch waschen, trockenschütteln und in Röllchen schneiden. Den Salat auf einem Teller anrichten, mit dem restlichen Öl und dem Apfelessig beträufeln, leicht salzen, pfeffern und mit dem Schnittlauch bestreuen. Zu den gefüllten Champignons servieren.

Zutaten

2 große Eier
1/2 Avocado
10 Stängel Schnittlauch
150 ml Gemüsebrühe
1 Messlöffel Biobin
1 EL Sahne
Meersalz
1 Msp. Chilipulver
300 g Endiviensalat

- *Hauptgericht*
- *Für 1 Portion*
- *5,0 g Kohlenhydrate*

◆ Avocado-Eier-Ragout auf Endivien

1. Die Eier hart kochen, mit kaltem Wasser abschrecken, schälen und in dünne Scheiben schneiden.
2. Das Avocadofruchtfleisch aus der Schale heben und in Scheiben schneiden. Den Schnittlauch waschen, trockenschütteln und in Röllchen schneiden.
3. Die Brühe erhitzen, mit dem Biobin binden und leicht abkühlen lassen. Die Sahne unter die angedickte Brühe rühren und vorsichtig die Eierscheiben unterheben. Mit Salz und Chilipulver würzen.
4. Den Salat putzen, waschen, abtropfen lassen und in dünne Streifen schneiden. Zusammen mit den Avocadoscheiben auf einen Teller geben, das Ragout darauf anrichten und mit den Schnittlauchröllchen bestreuen.

◆ Schinken-Pilz-Pfanne mit Ei

1. Die Austernpilze putzen und in Streifen schneiden. Den Schnittlauch waschen, trockenschütteln und in feine Röllchen schneiden.
2. Den Schinken würfeln, den Käse zerbröseln. Die Butter in einer Pfanne erhitzen und den Schinken darin kurz anbraten. Die Pilze dazugeben, mit Pfeffer und Salz würzen und unter Rühren so lange braten, bis sie leicht gebräunt sind und das Wasser weitgehend verdampft ist.
3. Die Eier mit Mineralwasser, Schafskäse und Salz verquirlen und über die Pilze gießen. Bei schwacher Hitze stocken lassen. Die Masse zusammenschieben und fertig backen. Mit dem Schnittlauch bestreut servieren.

Zutaten

150 g Austernpilze
1/2 Bund Schnittlauch
30 g Rinderschinken
30 g Schafskäse
1 TL Butter
Pfeffer, Meersalz
2 Eier
2 EL Mineralwasser

- *Hauptgericht*
- *Für 1 Portion*
- *2,0 g Kohlenhydrate*

◆ Krabbencocktail auf Blattsalat

1. Die Champignons abreiben, putzen und in dünne Scheiben schneiden.
2. Den Salat putzen, waschen, abtropfen lassen und in mundgerechte Stücke zerpflücken. Salat und Champignons flach auf einem Teller ausbreiten und mit Zitronensaft beträufeln. Dill waschen und trockenschütteln.
3. Die Krabben kurz waschen und abtropfen lassen.
4. Für das Dressing die Papaya in sehr kleine Stücke schneiden. Die Mayonnaise mit Mineralwasser, Papayastückchen, Salz und Chilipulver verrühren. Das Dressing mit den Krabben mischen, auf dem Salat anrichten und mit dem Dill garnieren.

Tipp

Zum Mitnehmen verpacken Sie den Kopfsalat in eine Plastikdose, den Krabbencocktail in ein Schraubglas. Am Arbeitsplatz auf einem Teller zusammen anrichten.

Zutaten

2 mittelgroße Champignons
200 g Kopfsalat
1 EL Zitronensaft
2 Stängel Dill
250 g Krabben
50 g Papaya
2 EL Mayonnaise
2 EL stilles Mineralwasser
Meersalz
1 Prise Chilipulver

- *Hauptgericht*
- *Für 1 Portion*
- *4 g Kohlenhydrate*

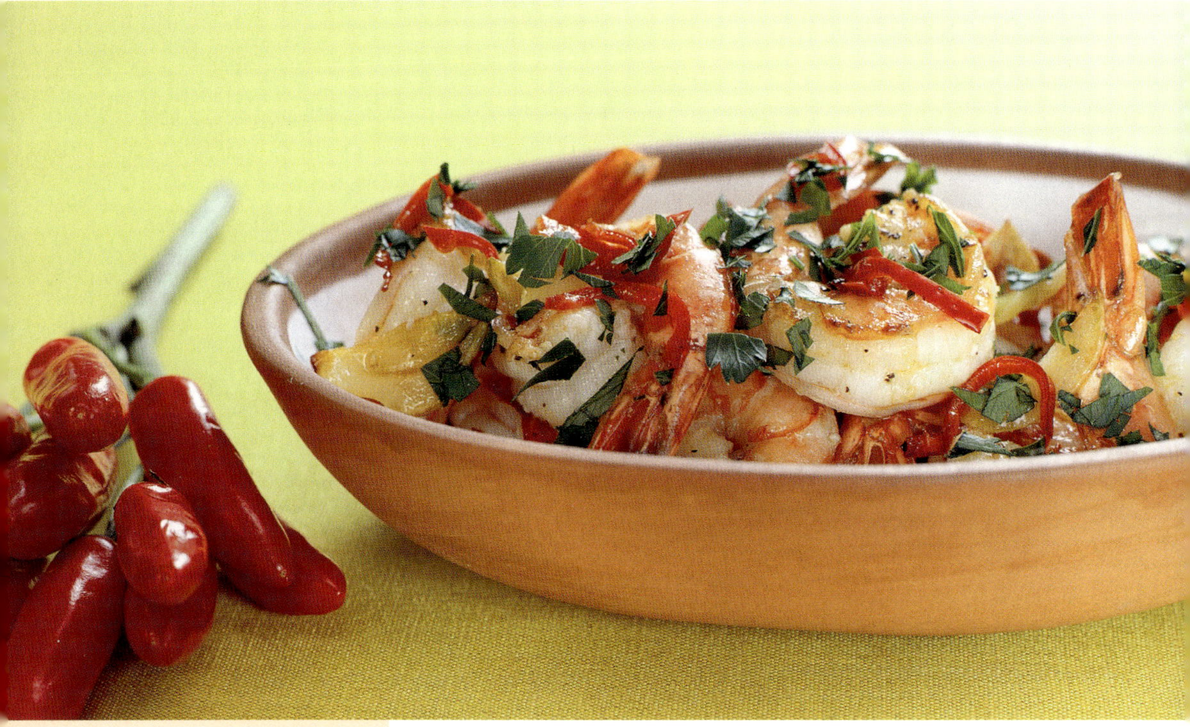

Zutaten

2–3 Knoblauchzehen
1/2 rote Chilischote
12 mittelgroße Garnelen
3 EL Olivenöl
Pfeffer
Meersalz
2 EL gehackte Petersilie

- *Hauptgericht*
- *Für 1 Portion*
- *4,1 g Kohlenhydrate*

◆ Gebratene Knoblauch-Garnelen

1. Knoblauch schälen und in dünne Scheiben schneiden. Chilischote waschen, entkernen und in sehr feine Würfel schneiden.
2. Garnelen schälen und mit einem scharfen Messer den Darm entfernen. Mit kaltem Wasser abspülen und mit Küchenpapier trockentupfen.
3. Das Öl in einer Pfanne erhitzen. Knoblauch und Chili zufügen, 20 Sekunden dünsten und sofort die Garnelen dazugeben. Unter Wenden 4 bis 5 Minuten braten, mit Pfeffer und Salz würzen. Mit Petersilie bestreut servieren.

◆ Herzhafte Putenspieße mit Rucola

1. Den Rucola waschen, trockenschütteln und die harten Stiele entfernen. Die Champignons abreiben, putzen und vierteln. Den Schinken in 16 schmale Streifen schneiden.
2. Die Schnitzel der Länge nach halbieren, mit Pfeffer und Salz leicht würzen. Je einen Schinkenstreifen, ein Blatt Rucola und ein Stück Champignon darauf legen. Die Schnitzel aufrollen und auf Spieße stecken. Den Grill auf 250 °C vorheizen.
3. Für die Marinade 3 Esslöffel Öl, Salz und Paprikapulver verrühren. Die Spieße damit bepinseln und unter dem Grill von allen Seiten je 4 bis 5 Minuten braten.
4. Die Tomaten waschen, von den Stielansätzen befreien und in schmale Spalten schneiden. Mit dem restlichen Rucola auf einem Teller anrichten, mit Essig und restlichem Öl beträufeln, pfeffern und salzen und mit den Spießen servieren.

Zutaten

50 g Rucola
4 mittelgroße Champignons
50 g Rinderschinken in Scheiben
8 dünne Putenschnitzel
Pfeffer, Meersalz
4 EL Sonnenblumenöl
1 TL Paprikapulver edelsüß
200 g Tomaten
1 EL Obstessig

- *Hauptgericht*
- *Für 1 Portion*
- *9,8 g Kohlenhydrate*

◆ Kalbsgeschnetzeltes in Pilzrahmsauce

1. Das Fleisch in schmale Streifen schneiden. Die Pilze säubern, putzen und in dünne Scheiben bzw. Streifen schneiden.
2. 1 Esslöffel Öl in einer beschichteten Pfanne erhitzen und das Fleisch darin bei mittlerer Hitze kräftig anbraten. Pilze zugeben und unter Rühren braun braten, bis alle Flüssigkeit verdampft ist. Mit Pfeffer und Salz würzen.
3. Die Brühe angießen und alles zugedeckt 10 Minuten köcheln lassen. Die Sauce mit dem Biobin binden, die Sahne unterrühren und mit Petersilie bestreuen.
4. Den Salat putzen, waschen, abtropfen lassen und auf einem Teller anrichten. Mit dem restlichen Öl und dem Essig beträufeln, leicht salzen, pfeffern. Zu dem Kalbsgeschnetzelten servieren.

Tipp

Biobin, ein pflanzliches Bindemittel, gibt es im Reformhaus. Es hat keine Kalorien und ist eine gute Alternative zu Speisestärke.

Zutaten

2 dünne Kalbsschnitzel à 125 g
je 80 g Champignons, Austernpilze, Pfifferlinge
2 EL Sonnenblumenöl
Pfeffer, Meersalz
150 ml Gemüsebrühe
1 Messbecher Biobin
3 EL Sahne
1 EL gehackte Petersilie
150 g Feldsalat
1 TL Obstessig

- *Hauptgericht*
- *Für 1 Portion*
- *5,6 g Kohlenhydrate*

Zutaten

60 g Geflügelfleischwurst
1 TL Butter, 2 Eier
Pfeffer, Meersalz
200 g Staudensellerie

- *Hauptgericht*
- *Für 1 Portion*
- *4,4 g Kohlenhydrate*

Gebackene Geflügelfleischwurst mit Spiegelei

1. Die Wurst in 1 Zentimeter dicke Scheiben schneiden. Butter in einer beschichteten Pfanne erhitzen, Wurstscheiben hinzufügen und von beiden Seiten anbraten.
2. Die Eier nacheinander über die Wurst in die Pfanne schlagen, mit Pfeffer und Salz leicht würzen.
3. Die Selleriestangen putzen, eventuelle Fäden abziehen und in 10 Zentimeter lange Stücke schneiden. Mit den Spiegeleiern servieren.

Zutaten

1–2 Knoblauchzehen
3 EL Olivenöl
Meersalz
Pfeffer
je 1 TL Rosmarin
und Oregano
200 g Rindersteak
200 g Champignons
50 g Schafskäse
200 g Chinakohl
10 Stängel Schnittlauch
1 TL Distelöl
1 EL Apfelessig

- *Hauptgericht*
- *Für 1 Portion*
- *5,2 g Kohlenhydrate*

Gyros-Pfanne mit Schafskäse überbacken

1. Für die Marinade den Knoblauch schälen und fein hacken. Das Olivenöl mit Knoblauch, Salz, Pfeffer, Rosmarin und Oregano verrühren.
2. Das Fleisch waschen, trockentupfen und in schmale Streifen schneiden. Mit der Marinade mischen und im Kühlschrank etwa 2 Stunden durchziehen lassen.
3. Die Champignons abreiben, putzen und in Scheiben schneiden. Das Fleisch leicht abtropfen lassen, in einer großen Pfanne portionsweise kräftig anbraten, dann herausnehmen und beiseite stellen. Die Pilze im restlichen Bratfett unter Rühren 5 Minuten braten, dann das Fleisch wieder zufügen.
4. Den Grill auf 250 °C vorheizen. Fleisch in eine Auflaufform geben, den Schafskäse darüber zerbröseln und unter dem Grill 5 bis 7 Minuten überbacken, bis der Käse weich und leicht gebräunt ist.
5. In der Zwischenzeit den Chinakohl putzen, waschen, abtropfen lassen und in Streifen schneiden. Den Schnittlauch waschen, trockenschütteln und in Röllchen schneiden. Den Kohl auf einem Teller anrichten, mit Distelöl und Essig beträufeln, leicht salzen, pfeffern und mit dem Schnittlauch bestreuen. Mit dem Gyros servieren.

◆ Lachs mit Pfefferkruste und Spinat

1. Den Spinat waschen, verlesen, die harten Stiele entfernen und die Blätter etwas zerkleinern.
2. Den Knoblauch schälen und fein hacken. Die Butter erhitzen und den Knoblauch darin glasig dünsten. Den Spinat tropfnass zufügen, leicht salzen und zugedeckt bei mittlerer Hitze 3 Minuten dünsten. Den eingelegten Pfeffer grob zerdrücken.
3. Das Fischfilet leicht salzen. Den zerdrückten Pfeffer auf der Oberseite verteilen und festdrücken. Das Öl in einer Pfanne erhitzen, den Lachs darin 4 bis 5 Minuten braten, dann wenden und weitere 4 bis 5 Minuten braten. Mit dem Spinat servieren.

Zutaten

400 g frischer Spinat
1 kleine Knoblauchzehe
1 EL Butter
Meersalz
1–2 TL eingelegter grüner Pfeffer
1 Lachsfilet, 200 g
1 EL Sonnenblumenöl

◆ *Hauptgericht*
◆ *Für 1 Portion*
◆ *2,9 g Kohlenhydrate*

Tipp

Wenn es schnell gehen muss, können Sie auf tiefgefrorenen Spinat zurückgreifen.

◆ Schwertfischsteak mit buntem Salat

1. Für die Marinade den Knoblauch schälen und durch eine Presse drücken. Mit 1 Esslöffel Öl und Kräutersalz mischen.
2. Den Fisch waschen, mit Küchenpapier abtrocknen, von beiden Seiten mit der Marinade bestreichen und 15 Minuten ziehen lassen. Eine beschichtete Pfanne erhitzen und den Fisch darin von jeder Seite 3 Minuten braten.
3. Den Salat putzen, waschen, abtropfen lassen und in mundgerechte Stücke zerpflücken. Die Radieschen putzen, waschen und in dünne Scheiben schneiden. Oliven in Scheiben schneiden.
4. Den Salat anrichten, mit Essig, dem restlichen Öl, Pfeffer, Salz und Thymian würzen und mit dem Schwertfischsteak servieren.

Zutaten

1 kleine Knoblauchzehe
2 EL Olivenöl, Kräutersalz
200 g Schwertfischsteak
200 g Friséesalat
3 Radieschen
6 grüne Oliven ohne Stein
1 TL Apfelessig
Pfeffer, Meersalz
1 TL frische Thymianblättchen

◆ *Hauptgericht*
◆ *Für 1 Portion*
◆ *5,1 g Kohlenhydrate*

Tipp

Statt Schwertfischsteak können Sie auch Scholle verwenden.

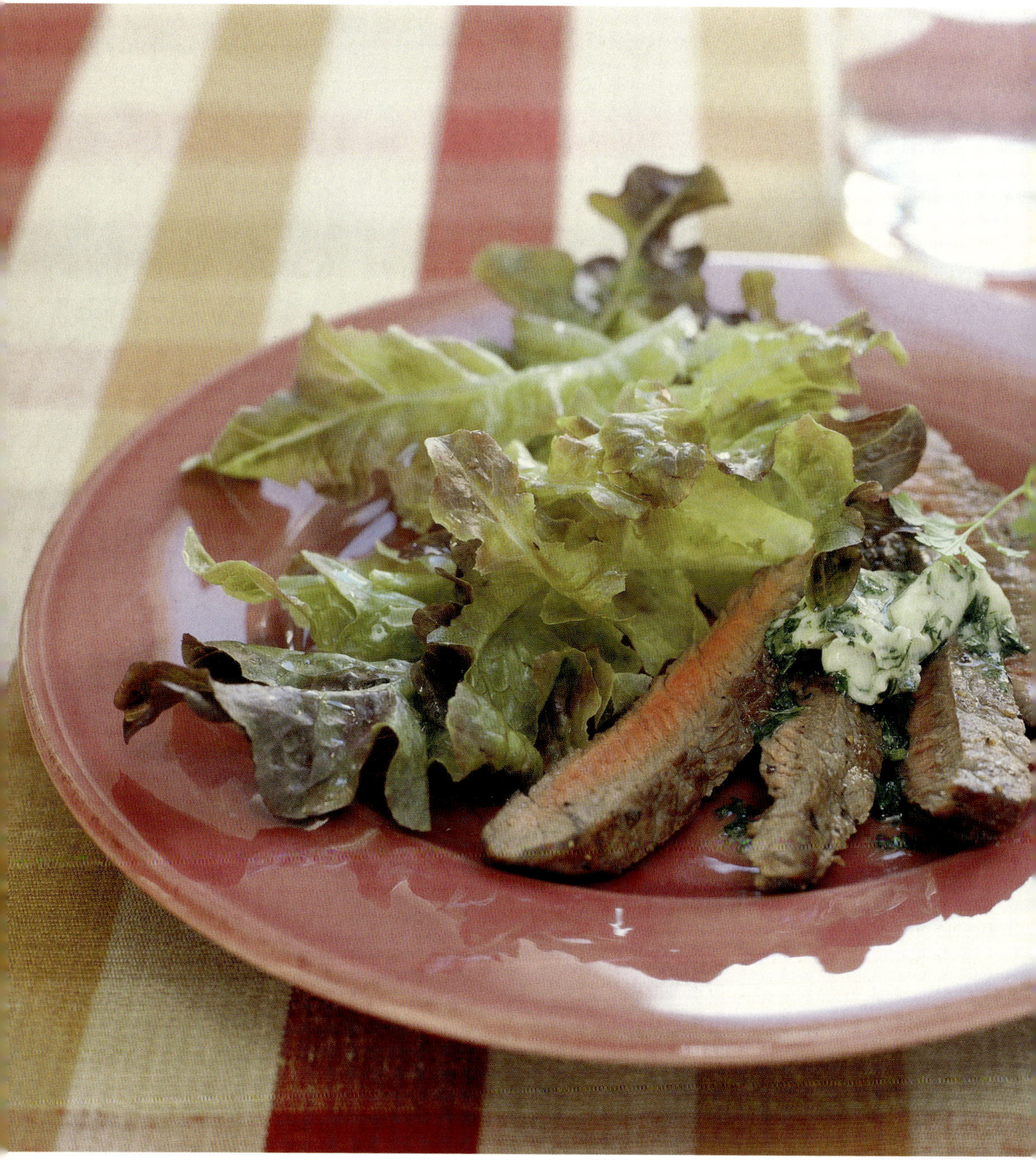

◆ Rumpsteak mit Kräuterbutter auf Eichblattsalat

1. Petersilie und Kerbel waschen, trockenschütteln und fein hacken. Die Butter mit einer Gabel zerdrücken, mit den Kräutern und Knoblauchsalz mischen. Die Kräuterbutter kalt stellen.
2. Den Salat putzen, waschen, abtropfen lassen, in mundgerechte Stücke zerpflücken und auf einem großen Teller anrichten. Mit 1 Esslöffel Öl, Essig, Pfeffer und Salz würzen.
3. Das Fleisch kurz waschen, trockentupfen und den Fettrand abschneiden. Das restliche Öl in einer Pfanne erhitzen und das Fleisch darin von jeder Seite 3 bis 4 Minuten braten. Das Fleisch pfeffern und salzen, in Streifen schneiden und mit der Kräuterbutter auf dem Salat anrichten.

Zutaten

1 Stängel Petersilie, etwas Kerbel, 2 EL weiche Butter Knoblauchsalz, 300 g Eichblattsalat, 2 EL Sonnenblumenöl, 1 EL Apfelessig Pfeffer, Meersalz 1 Rumpsteak, 200 g

- *Hauptgericht*
- *Für 1 Portion*
- *5,4 g Kohlenhydrate*

◆ Fisch im Salzteig mit Endiviengemüse

1. Den Backofen auf 200 °C vorheizen. Den Fisch kurz waschen, mit Küchenpapier abtrocknen und mit Pfeffer und Thymian würzen. Ein Backblech mit Alufolie auslegen und fingerdick mit Salz bestreuen.
2. Sechs Blätter vom Endiviensalat abnehmen, waschen, trockenschütteln und den Fisch damit umwickeln. Den eingepackten Fisch auf das Blech legen und mit dem restlichen Salz bedecken. Eventuell das Salz mit einigen Wassertropfen binden. Den Fisch im Backofen 25 bis 30 Minuten backen.
3. In der Zwischenzeit den restlichen Salat waschen, putzen und in 2 Zentimeter breite Streifen schneiden. Den Knoblauch schälen und hacken.
4. Das Öl in einem Topf erhitzen, Knoblauch und Salatstreifen dazugeben, mit Chilipulver und Salz würzen. Zugedeckt 2 bis 3 Minuten dünsten. Den Fisch aus dem Ofen nehmen, die Salzkruste vorsichtig entfernen, den Fisch aus den Salatblättern wickeln und mit dem Endiviengemüse servieren.

Zutaten

300 g Viktoriabarschfilet
Pfeffer
1 TL Thymian
1 kg grobes Meersalz
350 g Endiviensalat
2 Knoblauchzehen
1 EL Olivenöl
1 Msp. Chilipulver
Meersalz

- *Hauptgericht*
- *Für 1 Portion*
- *1,0 g Kohlenhydrate*

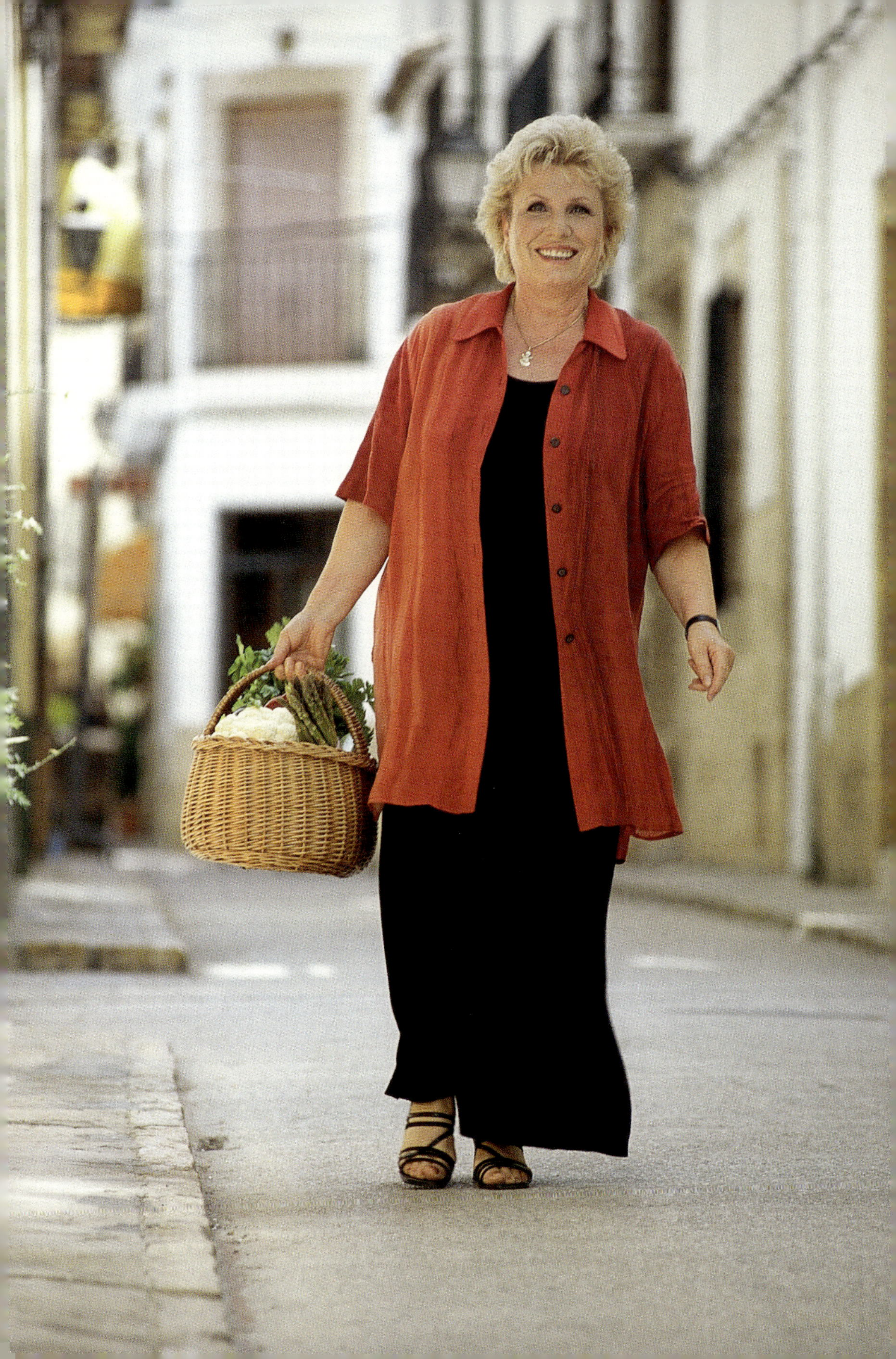

Die iss.dich.schlank.-Schlemmerwoche

Wenn Sie die erste(n) Woche(n) gut überstanden und Ihren Heißhunger heruntergefahren haben, ist der Insulinspiegel stabil, und Sie können nun die Kohlenhydratzufuhr etwas erhöhen. Dies geschieht, indem Sie zum einen mehr Gemüse und Salat essen. Außerdem können Sie jetzt Milchprodukte und Obstsorten mit niedrigem GLYX nach und nach vorsichtig in Ihren täglichen Speiseplan einbauen.

Etwas mehr Kohlenhydrate ...

Achten Sie darauf, wo Ihre individuelle Unverträglichkeitsschwelle für Kohlenhydrate liegt. Diese Grenze ist von Person zu Person verschieden, und nur Sie selbst können diesen Wert herausfinden. Am besten führen Sie während der Gewichtsabnahme genau Buch über alles, was Sie essen. So haben Sie eine gute Übersicht über Ihren Kohlenhydratkonsum – allerdings sollte dies nicht in eine Kohlenhydrat-Hysterie ausarten.

Bestimmen Sie bitte selbst, wie lange Sie sich nach den Regeln der zweiten Stufe ernähren möchten. Sie können problemlos von einer Stufe in die andere wechseln. Wenn Sie das Gefühl haben, Sie sind schon so weit, können Sie die Schlemmerwoche auch auslassen und direkt zu der dritten Stufe, dem iss.dich.schlank.-Endlosprogramm, wechseln.

INFO

Der Wochenplan für die iss.dich.schlank.-Schlemmerwoche ist ebenfalls nur als Anregung gedacht. Stellen Sie sich nach Belieben und eigenen Vorstellungen anhand der erweiterten Lebensmitteltabelle Ihre Mahlzeiten selbst zusammen.

Lebensmitteltabelle für die iss.dich.schlank.-Schlemmerwoche

◆ Die Kohlenhydratwerte beziehen sich auf 100 Gramm bzw. 100 Milliliter eines Lebensmittels. ◆ Ergänzen Sie die Lebensmitteltabelle der iss.dich.schlank.-Startwoche mit folgenden Nahrungsmitteln:

Apfel	11,4 g	Papaya	2,4 g	Weißkraut	4,2 g
Brombeeren	2,7 g	Auberginen	2,5 g	Wirsing	1,7 g
Erdbeeren	5,5 g	Fenchel	2,8 g	Buttermilch	4,0 g
Grapefruit	8,9 g	Gewürzgurken	1,5 g	Joghurt	4,2 g
Heidelbeeren	7,4 g	Knollensellerie	2,3 g	Kefir 1,5 %	3,2 g
Himbeeren	4,8 g	Kohlrabi	3,7 g	Kefir 3,5 %	3,2 g
Johannisbeeren rot	7,3 g	Rosenkohl	2,2 g	Quark mager	4,0 g
Karambole	3,5 g	Rotkohl	2,5 g	saure und süße Sahne	3,3 g

DIE SCHLEMMERWOCHE

	Frühstück	Snack
ERSTER TAG Montag	200 g körniger Frischkäse 0,0 g Kohlenhydrate	100 g Avocado 0,4 g Kohlenhydrate
ZWEITER TAG Dienstag	150 g Naturjoghurt 6,3 g Kohlenhydrate	150 g Erdbeeren 8,2 g Kohlenhydrate
DRITTER TAG Mittwoch	Beeren-Kefir 13,8 g Kohlenhydrate **Seite 77**	200 g Sauerkraut 1,2 g Kohlenhydrate
VIERTER TAG Donnerstag	150 g Avocado mit 100 g Corned beef 0,6 g Kohlenhydrate	150 g Staudensellerie 3,3 g Kohlenhydrate
FÜNFTER TAG Freitag	200 g körniger Frischkäse 0,0 g Kohlenhydrate	Chicoréesalat mit Krabben 7,4 g Kohlenhydrate **Seite 75**
SECHSTER TAG Samstag	Süßer Quark mit Heidelbeersauce 16,5 g Kohlenhydrate **Seite 76**	Avocado mit Lachscreme 4,2 g Kohlenhydrate **Seite 74**
SIEBTER TAG Sonntag	Garnelenomelett 5,3 g Kohlenhydrate **Seite 75**	1 Karambole, 200 g 7,0 g Kohlenhydrate

Hauptgericht	Snack	Abendessen
Eier-Wurst-Salat auf Endivien 9,0 g Kohlenhydrate **Seite 81**	50 g Geflügelfleischwurst 0,0 g Kohlenhydrate	Kerbelsüppchen, Käsesandwich 5,5 g + 31,8 g Kohlenhydrate **Seite 73 + 78**
Paprika mit Makrelensalat 12,6 g Kohlenhydrate **Seite 74**	100 g Radieschen mit 80 g Edamer 2,1 g Kohlenhydrate	Spargel-Zander-Salat 6,4 g Kohlenhydrate **Seite 83**
Blumenkohl mit Kräuter-Eier-Sauce 16,5 g Kohlenhydrate **Seite 81**	200 g Mungobohnensprossen mit 100 g körnigem Frischkäse 7,6 g Kohlenhydrate	Meerrettich-Lachs-Päckchen mit Pilzgemüse 8,8 g Kohlenhydrate **Seite 85**
Hacksteak Mediterran 8,8 g Kohlenhydrate **Seite 86**	2 Matjesfilets mit 200 g Rettich oder Staudensellerie 4,4 g Kohlenhydrate	Italienische Tomatensuppe und 1/2 Hähnchen 14,5 g Kohlenhydrate **Seite 73**
Ziegenfrischkäse mit Kohlrabi-Apfel-Salat 36,2 g Kohlenhydrate **Seite 84**	200 g Paprika mit 50 g Rindersalami 5,8 g Kohlenhydrate	Fischcurry mit Blumenkohl 8,9 g Kohlenhydrate **Seite 85**
Kraut-Lasagne 22,5 g Kohlenhydrate **Seite 82**	Götterspeise (Fertigprodukt) 0,0 g Kohlenhydrate	Hähnchencurry mit Salat 8,0 g Kohlenhydrate **Seite 86**
Tournedos mit Avocadodip und Gurkentatar 8,2 g Kohlenhydrate **Seite 79**	Marmorierter Erdbeerjoghurt 10,8 g Kohlenhydrate **Seite 77**	Bunte Fischspieße mit Gurken 20,5 g Kohlenhydrate **Seite 83**

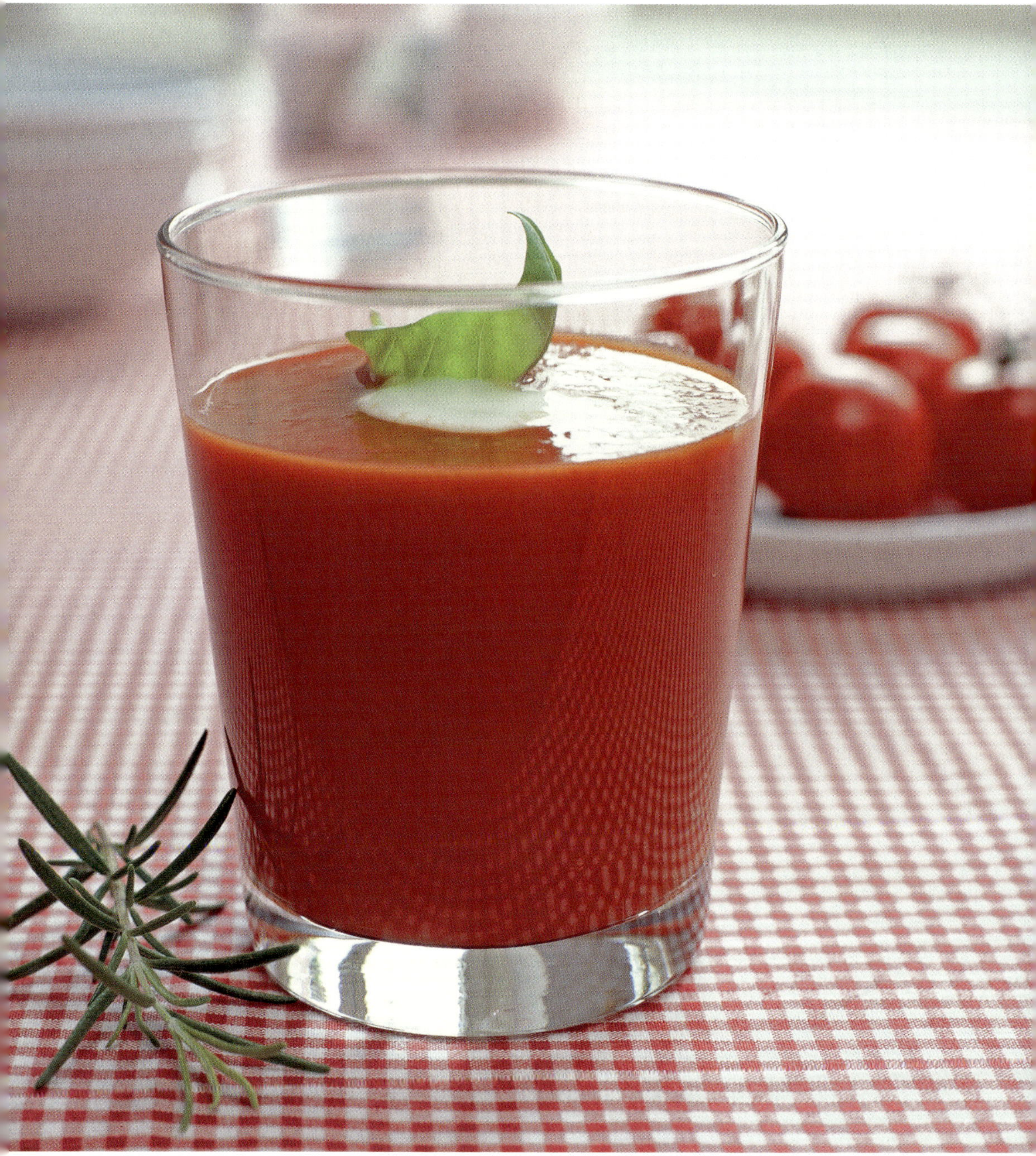

◆ Italienische Tomatensuppe

1. Die Zwiebel schälen und in dünne Ringe schneiden. Die Tomaten waschen, von den Stielansätzen befreien und in schmale Spalten schneiden.
2. Das Öl in einem Topf erhitzen. Die Zwiebeln darin bei schwacher Hitze glasig werden lassen. Tomaten zugeben und unter Rühren 3 Minuten schmoren. Die Brühe angießen, Oregano und Rosmarin zugeben und zugedeckt 15 Minuten köcheln lassen.
3. Anschließend die Suppe durch ein Sieb streichen. Dann erneut erhitzen und mit Sahne abrunden. Mit den gehackten Basilikumblättchen bestreuen.

Zutaten

1 kleine Zwiebel
300 g Tomaten
1 TL Olivenöl
200 ml Gemüsebrühe
1 TL Oregano
1 Zweig Rosmarin
2 EL Sahne
2 EL gehackte Basilikumblättchen

- *Snack*
- *Für 1 Portion*
- *14,5 g Kohlenhydrate*

Tipp

Sie können die Tomatensuppe schon am Vorabend zubereiten und dann kurz vor dem Verzehr noch einmal erhitzen.

◆ Kerbelsüppchen

1. Den Lauch putzen, längs vierteln, gründlich waschen und in kleine Stücke schneiden. Die Butter in einem Topf schmelzen lassen, den Lauch unter Rühren kurz anbraten, mit der Brühe ablöschen und zugedeckt 10 Minuten köcheln lassen. Die Suppe vom Herd nehmen.
2. Den Kerbel waschen, trockenschütteln und die Blättchen von den Stielen zupfen. Kerbel und Sahne zur Suppe geben und alles mit dem Schneidstab pürieren. Mit Pfeffer und Salz abschmecken und heiß servieren.

Zutaten

50 g Lauch
1 TL Butter
225 ml Gemüsebrühe
1/2 Bund Kerbel
2 EL Sahne
Pfeffer
Meersalz

- *Snack*
- *Für 1 Portion*
- *5,5 g Kohlenhydrate*

Paprika mit Makrelensalat

Zutaten

1 rote Paprikaschote
1 kleine Zwiebel
1 Gewürzgurke
1/2 geräucherte Makrele
1 Stängel Petersilie

- *Snack*
- *Für 1 Portion*
- *12,6 g Kohlenhydrate*

1. Die Paprikaschote halbieren, die Kerne und weißen Teile entfernen und die beiden Hälften waschen.
2. Die Zwiebel schälen und fein würfeln. Die Gewürzgurke in kleine Würfel schneiden. Den Fisch entgräten und in kleine Stückchen teilen. Die Petersilie waschen, trockentupfen und grob hacken.
3. Die Zwiebel-, Gurken- und Fischstückchen vermischen und in die Paprikahälften füllen. Mit der Petersilie garnieren und gekühlt servieren.

Tipp

Statt der Makrele können Sie auch Bückling oder geräucherte Forelle verwenden.

Avocado mit Lachscreme

Zutaten

1/2 Avocado
1 EL Zitronensaft
1 Stängel Dill
2 Scheiben gebeizter Lachs
50 g Quark, 20 % Fett i. Tr.
1 EL Mineralwasser
1 TL Meerrettich aus dem Glas
Meersalz
1 TL Paprikapulver rosenscharf

- *Snack*
- *Für 1 Portion*
- *4,2 g Kohlenhydrate*

1. Den Stein aus der Avocado lösen und die Frucht mit 1 Teelöffel Zitronensaft beträufeln. Den Dill waschen, trockentupfen und die Blätter abzupfen.
2. Den Lachs in feine Würfel schneiden. Den Quark in einer kleinen Schüssel mit Mineralwasser, restlichem Zitronensaft, Meerrettich und Salz cremig rühren. Den Lachs unterrühren.
3. Den Quark in die Avocadohälfte füllen, mit dem Paprika bestauben und mit dem Dill garnieren.

Tipp

Die Lachscreme können Sie statt zur Avocado auch zu Rohkost essen, z.B. Salatgurken, Paprika oder Staudensellerie.

Garnelenomelett

1. Die Gurke schälen, in dünne Scheiben schneiden und leicht salzen. Dill waschen, trockenschütteln und fein hacken.
2. Die Garnelen waschen und dabei den Darm entfernen, dann in heißem Öl von beiden Seiten je 2 bis 3 Minuten braten. Mit Chilipulver und Salz würzen, dann beiseite stellen.
3. Die Eier trennen. Die Eigelbe in eine Schüssel geben und mit Mineralwasser, Salz und Paprikapulver schaumig schlagen. Eiweiß leicht salzen, sehr steif schlagen und vorsichtig unter das Eigelb heben.
4. Die Butter in einer beschichteten Pfanne nicht zu stark erhitzen und die Eiermasse zugießen. Die Pfanne mehrmals kurz hin und her rütteln, damit das Omelett nicht anbackt.
5. Sobald das Omelett auf der unteren Seite gestockt und oben noch etwas cremig ist, die Garnelen auf einer Omeletthälfte verteilen und die andere Hälfte darüber klappen. Das Ganze mit dem Dill bestreuen und mit den Gurkenscheiben servieren.

Zutaten

200 g Salatgurke
Meersalz
3 Stängel Dill
80 g geschälte rohe Garnelen
1 TL Sonnenblumenöl
1 Msp. Chilipulver
2 große Eier
2 EL Mineralwasser
1/2 TL Paprikapulver rosenscharf
1 TL Butter

- *Snack*
- *Für 1 Portion*
- *5,3 g Kohlenhydrate*

Chicoréesalat mit Krabben

1. Den Chicorée waschen, putzen, halbieren, den Strunk keilförmig herausschneiden und den Chicorée in feine Streifen schneiden. Dill waschen, trockenschütteln und fein hacken.
2. Für das Dressing die saure Sahne mit Zitronensaft, Mineralwasser, Senf und Kräutersalz gut miteinander verrühren. Das Dressing über den Chicorée geben.
3. Die Krabben auf dem Salat verteilen und alles mit dem Dill bestreuen.

Zutaten

1 Chicorée
3 Stängel Dill
50 g saure Sahne
1 EL Zitronensaft
1 EL stilles Mineralwasser
1 TL Senf
Kräutersalz
150 g Krabben

- *Snack*
- *Für 1 Portion*
- *7,4 g Kohlenhydrate*

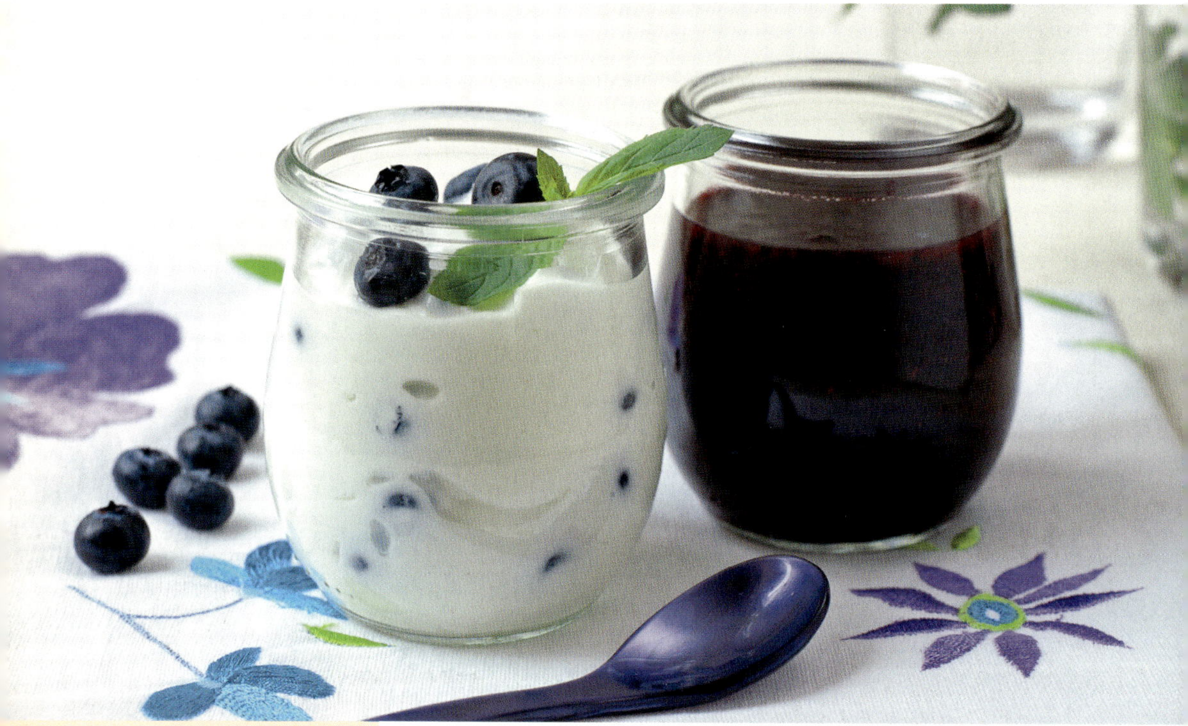

Zutaten

150 g Heidelbeeren
2 TL Agavendicksaft oder
1/4 TL Steviapulver
150 g Quark, 20 % Fett i. Tr.
1 kleines Stück Ingwer
2 Minzeblättchen

- *Snack*
- *Für 1 Portion*
- *16,5 g Kohlenhydrate*

◆ Süßer Quark mit Heidelbeersauce

1. Die Heidelbeeren waschen und verlesen. Die Hälfte der Früchte zusammen mit etwas Agavendicksaft bzw. Stevia unter den Quark rühren. Die restlichen Heidelbeeren mit dem Schneidstab pürieren.

2. Den Ingwer schälen und sehr fein hacken. Ingwer mit der Heidelbeersauce mischen und dem restlichen Agavendicksaft bzw. Stevia süßen. Die Heidelbeersauce über den Quark geben und mit den Minzeblättchen garnieren.

Tipp

Dosieren Sie den Ingwer vorsichtig, er ist nicht jedermanns Geschmack. Wenn Sie sich unsicher sind, geben Sie zunächst nur ganz wenig geriebenen Ingwer dazu.

◆ Beeren-Kefir

1. Die Beeren verlesen, von den Stielen befreien, waschen und abtropfen lassen.
2. Kefir, Beeren und Agavendicksaft bzw. Stevia in ein hohes Gefäß geben und mit dem Schneidstab pürieren. In ein Longdrinkglas füllen und möglichst kalt servieren.

Tipp

Statt frischer Beeren können Sie für den Beeren-Kefir auch Tiefkühlkost verwenden. Somit können Sie diese erfrischende Köstlichkeit zu jeder Jahreszeit genießen.

Zutaten

100 g frische Beeren, z. B. Johannisbeeren, Himbeeren, Brombeeren oder Erdbeeren
200 g fettarmer Kefir
2 TL Agavendicksaft oder
1 Msp. Steviapulver

- *Snack*
- *Für 1 Portion*
- *13,8 g Kohlenhydrate*

◆ Marmorierter Erdbeerjoghurt

1. Die Gelatine 10 Minuten in kaltem Wasser einweichen. Die Erdbeeren waschen, putzen und zusammen mit dem Agavendicksaft bzw. Stevia pürieren. Das Erdbeermus in einem kleinen Topf erhitzen und kurz aufkochen lassen. Vom Herd nehmen und ein wenig abkühlen lassen.
2. Die Gelatine ausdrücken und unter das heiße Mus rühren. Zum Gelieren etwa 1 Stunde kalt stellen. Anschließend den Joghurt unregelmäßig durch das Erdbeerpüree ziehen, alles in ein Dessertglas geben und mit den Minzeblättchen garnieren.

Tipp

Statt der Erdbeeren können Sie auch Himbeeren oder Brombeeren verwenden. Auch hier ist Tiefkühlware ebenso gut geeignet wie frische Beeren.

Zutaten

1 Blatt Gelatine
100 g Erdbeeren
1 EL Agavendicksaft oder
1/4 TL Steviapulver
125 g Joghurt
2 Minzeblättchen

- *Snack*
- *Für 1 Portion*
- *10,8 g Kohlenhydrate*

Käsesandwich

Zutaten

2 Salatblätter
10 Stängel Schnittlauch
1 kleine Tomate
1 Scheibe Vollkornbrot, 100 g
2 TL Butter
2 Scheiben Rindersalami
30 g Emmentaler

- *Snack*
- *Für 1 Portion*
- *31,8 g Kohlenhydrate*

1. Die Salatblätter waschen, abtropfen lassen und in Streifen schneiden. Den Schnittlauch waschen, trockenschütteln und in Röllchen schneiden. Die Tomate waschen, vom Stielansatz befreien und in dünne Scheiben schneiden.
2. Das Brot mit der Butter bestreichen, mit den Salatstreifen, Salami, Tomatenscheiben und dem Käse belegen. Mit den Schnittlauchröllchen bestreuen.

Tipp

Statt des Emmentalers können Sie auch einen anderen Schnittkäse verwenden (siehe Kombiplan Seite 93f.).

Ingwerlimonade

Zutaten

2 unbehandelte Limonen
5 g frischer Ingwer
4 Stängel frische Zitronenmelisse
2 EL Agavendicksaft oder 8 Tropfen Stevia flüssig
1 1/2 l Mineralwasser
5 Eiswürfel

- *Getränk*
- *Für 4 Portionen*
- *9,9 g Kohlenhydrate*

1. Die Limonen heiß abspülen, halbieren und in kleine Stücke schneiden. Den Ingwer schälen und fein reiben. Die Zitronenmelisse waschen, trockenschütteln, Blätter abzupfen und grob hacken.
2. Alles zusammen mit Agavendicksaft bzw. Stevia in eine Karaffe geben und zerstoßen. Mit Mineralwasser auffüllen und die Eiswürfel zugeben. Gut gekühlt genießen.

Tipp

Vor allem im Sommer ist die Ingwerlimonade eine wunderbare Erfrischung. Bereiten Sie sie mit bereits gekühltem Mineralwasser zu, dann können Sie die Limonade sofort genießen.

◆ Tournedos mit Avocadodip und Gurkentatar

1. Die Bärlauchblätter gründlich waschen und in feine Streifen schneiden. Das Fruchtfleisch der Avocado aus der Schale heben und mit einer Gabel zerdrücken. Mit Bärlauch, Zitronensaft, Frischkäse, Curry, Tabasco und Salz mischen.
2. Für den Gurkentatar die Gurke schälen, halbieren und die Kerne mit einem Löffel herausschaben. Die Gurke in kleine Würfel schneiden und zart salzen.
3. Den Schinken um das Rinderfilet wickeln und mit Holzspießchen feststecken. Das Öl in einer beschichteten Pfanne erhitzen, die Tournedos von jeder Seite 2 bis 3 Minuten braten, mit Pfeffer und Salz würzen. Fleisch und Gurkentatar auf einem Teller anrichten und zusammen mit dem Avocadodip servieren.

Tipp

Wenn Sie das Gericht außerhalb der kurzen Bärlauch-Saison (März und April) zubereiten möchten, können Sie statt Bärlauch 1 kleine Knoblauchzehe verwenden.

Zutaten

2 Bärlauchblätter
1/2 Avocado
1 TL Zitronensaft
50 g Frischkäse
1 TL Currypulver
1 Spritzer Tabasco, Meersalz
300 g Salatgurke
2 Scheiben Rinderschinken
2 Scheiben Rinderfilet
à 100 g
1 EL Sonnenblumenöl
Pfeffer

- *Hauptgericht*
- *Für 1 Portion*
- *8,2 g Kohlenhydrate*

◆ Fruchtiger Käsesalat

1. Den Feldsalat putzen, verlesen und gründlich waschen. Die Gurke schälen, längs vierteln und in etwa 1 Zentimeter große Würfel schneiden.
2. Den Apfel vierteln, das Kerngehäuse entfernen und den Apfel in kleine Würfel schneiden. Sofort mit etwas Zitronensaft beträufeln. Alles dekorativ auf einer Platte anrichten, mit restlichem Zitronensaft, Öl, Pfeffer und Salz würzen.
3. Den Käse in kleine Würfel schneiden und auf dem Salat verteilen. Die Petersilie waschen, trockentupfen, hacken und über den Salat streuen.

Zutaten

50 g Feldsalat
200 g Salatgurke
1 säuerlicher Apfel
2 EL Zitronensaft
1 EL Walnussöl
Pfeffer, Meersalz
80 g Gouda
1/2 Bund Petersilie

- *Hauptgericht*
- *Für 1 Portion*
- *22,4 g Kohlenhydrate*

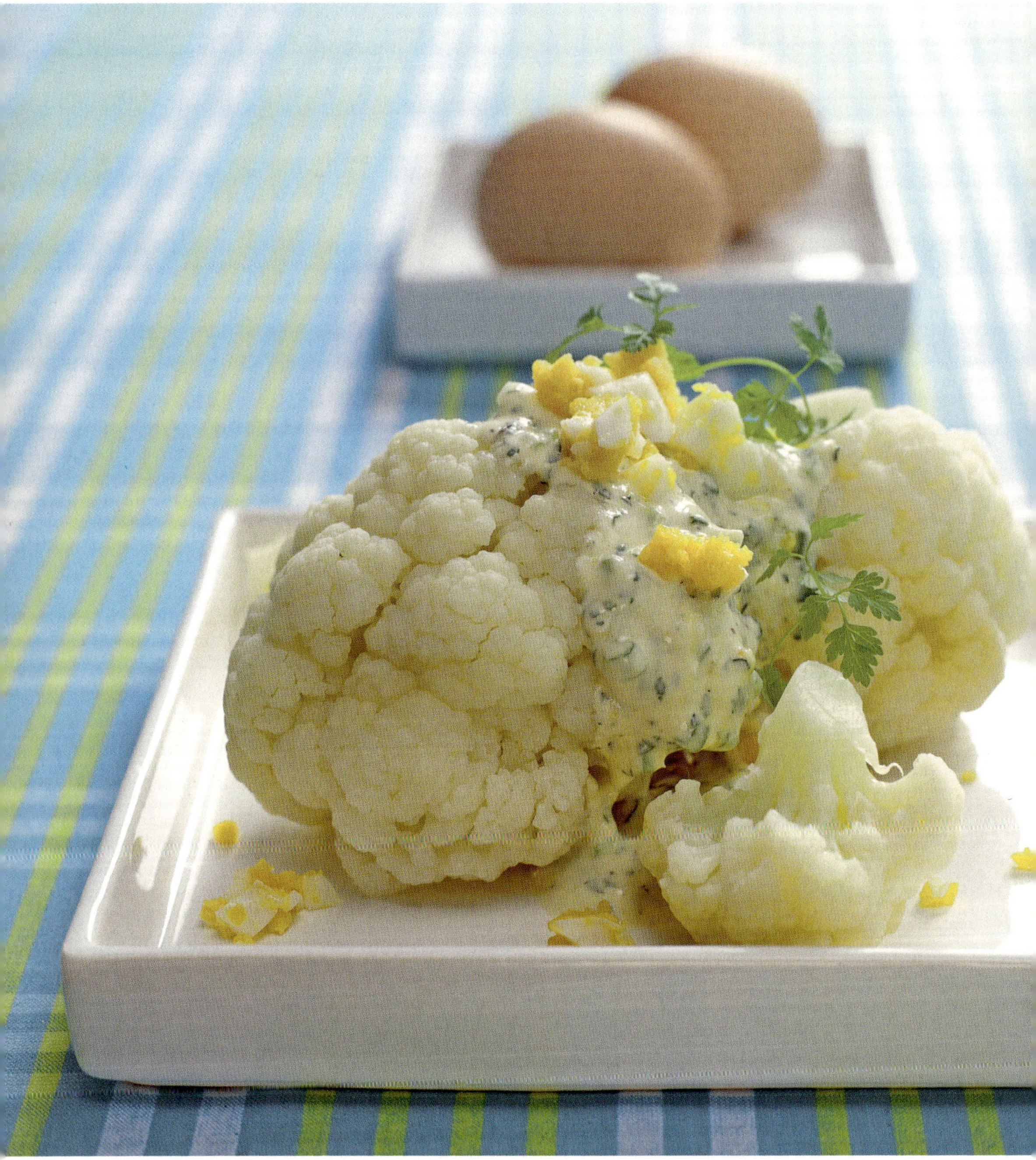

Blumenkohl mit Kräuter-Eier-Sauce

1. Den Blumenkohl waschen, putzen und in kleine Röschen zerteilen. Wenig Salzwasser mit der Sahne zum Kochen bringen. Den Blumenkohl darin in 10 bis 12 Minuten bissfest garen.
2. Die Eier hart kochen, mit kaltem Wasser abschrecken, schälen und fein hacken. Die Kräuter waschen, verlesen, trockenschütteln und sehr fein hacken.
3. Die saure Sahne mit Joghurt, Senf und etwas Salz gut verrühren. Die gehackten Kräuter und Eierwürfel untermischen und die Sauce über den Blumenkohl geben.

Tipp

Blumenkohl kann man auch kalt essen, er eignet sich daher gut zum Mitnehmen. Verpacken Sie ihn in eine Plastikdose und die Kräuter-Eier-Sauce in ein fest verschließbares Schraubglas.

Zutaten

1 kleiner Blumenkohl
Meersalz
2 EL Sahne
2 Eier
je einige Stängel bzw. Blätter Petersilie, Kerbel, Schnittlauch, Sauerampfer und Borretsch
50 g saure Sahne
125 g Joghurt
1 TL Senf

- *Hauptgericht*
- *Für 1 Portion*
- *16,5 g Kohlenhydrate*

Eier-Wurst-Salat auf Endivien

1. Den Salat putzen, waschen, abtropfen lassen, in feine Streifen schneiden und auf einer Platte anrichten.
2. Die Eier hart kochen, mit kaltem Wasser abschrecken, danach schälen und grob hacken. Die Geflügelwurst in kleine Stückchen schneiden. Den Schnittlauch waschen, trockenschütteln und in Röllchen schneiden.
3. Den Frischkäse mit Joghurt, Kräutersalz und Senf glatt rühren. Eier, Wurststückchen und Schnittlauch unter das Dressing mischen und auf dem Salat anrichten.

Tipps

Der Salat ist gut zum Mitnehmen geeignet. Geben Sie den Eier-Wurst-Salat in eine verschließbare Plastikdose. Den Endiviensalat transportieren Sie in einem Gefrierbeutel. Statt Endivien können Sie auch einen anderen Salat oder Paprikaschoten verwenden.

Zutaten

300 g Endiviensalat
2 Eier
50 g Geflügelfleischwurst
1 kleines Bund Schnittlauch
40 g Frischkäse
125 g Joghurt
Kräutersalz
1 TL Senf

- *Hauptgericht*
- *Für 1 Portion*
- *9,0 g Kohlenhydrate*

Zutaten

400 g Weißkraut
2 EL Obstessig
2 EL stilles Mineralwasser
2 EL Olivenöl
Pfeffer
Meersalz
1 TL Kümmel
2 kleine Tomaten
80 g Champignons
200 g Rinderhackfleisch
je 1 TL Rosmarin und Oregano
1 TL Paprikapulver edelsüß
150 ml Gemüsebrühe
60 g geriebener Gouda

- *Hauptgericht*
- *Für 1 Portion*
- *22,5 g Kohlenhydrate*

◆ Kraut-Lasagne

1. Weißkraut waschen, den Strunk herausschneiden und den Kohl in wenig kochendem Wasser 10 Minuten dünsten. Abkühlen lassen. Fünf bis sechs Blätter vom Kohlkopf lösen, in grobe Stücke teilen, dabei Reste vom Strunk entfernen.
2. Das restliche Weißkraut für den Salat in feine Streifen schneiden. Aus Essig, Mineralwasser, 1 Esslöffel Öl, Pfeffer, Salz und Kümmel eine Sauce rühren und mit dem Salat vermischen.
3. Die Stielansätze der Tomaten entfernen, Tomaten überbrühen, häuten und grob würfeln. Die Champignons abreiben, putzen und klein schneiden.
4. Das restliche Öl in einer beschichteten Pfanne erhitzen und die Champignons darin unter Wenden braten. Das Hackfleisch zugeben, krümelig anbraten, dann die Tomatenwürfel zufügen. Rosmarin und Oregano einrühren, mit Paprika, Pfeffer und Salz würzen. Die Brühe angießen. Den Backofen auf 200 °C vorheizen.
5. Den Boden einer Auflaufform mit einer Schicht Kohlblätter auslegen. Ein Drittel der Hackfleischmischung darauf verteilen, diese mit Kohlblättern belegen, dann wieder Hackfleisch und eine Lage Kohlblätter. Mit dem letzten Drittel Hackfleisch abschließen und alles mit dem geriebenen Käse bestreuen.
6. Die Lasagne im Backofen auf der mittleren Schiene 15 Minuten überbacken, bis der Käse leicht gebräunt ist. Mit dem Salat servieren.

Tipp

Sie können auch 600 Gramm Weißkraut kochen, dann wird die Salatportion üppiger. Der Salat hält sich im Kühlschrank mehrere Tage, Sie können Ihn also auch später essen.

◆ Spargel-Zander-Salat

1. Den Salat putzen, waschen, abtropfen lassen und in mundgerechte Stücke zerpflücken. Petersilie waschen, trockenschütteln und fein hacken.
2. Den Spargel waschen, putzen und wenn nötig schälen. Die Stangen in 3 bis 4 Zentimeter lange Stücke schneiden. 1 Esslöffel Olivenöl in einer beschichteten Pfanne erhitzen und den Spargel darin bei mittlerer Hitze braten, bis die Spargelstücke leicht braun sind. Mit Salz würzen, aus der Pfanne nehmen und beiseite stellen.
3. Den Fisch abbrausen, mit Küchenpapier abtrocknen, in Stücke schneiden und salzen. Restliches Olivenöl erhitzen und die Fischstücke darin von beiden Seiten je 3 bis 4 Minuten braten.
4. Den Friséesalat dekorativ auf einem Teller anrichten, mit Kürbiskernöl und Essig beträufeln, leicht salzen und pfeffern. Spargel und Fisch auf dem Salat verteilen und alles mit der Petersilie bestreuen.

Zutaten

200 g Friséesalat
3 Stängel Petersilie
200 g grüner Spargel
2 EL Olivenöl
Meersalz
250 g Zanderfilet
1 TL Kürbiskernöl
1 EL Obstessig
Pfeffer

- *Hauptgericht*
- *Für 1 Person*
- *6,4 g Kohlenhydrate*

◆ Bunte Fischspieße mit Gurken

1. Die Gurken schälen und in 1 Zentimeter dicke Scheiben schneiden. Paprikaschote putzen, waschen und grob zerteilen. Den Fisch waschen, mit Küchenpapier abtrocknen und in mundgerechte Würfel schneiden. Den Grill auf 250 °C vorheizen.
2. Den Fisch, die Hälfte der Gurkenscheiben und die Paprikastücke in bunter Reihenfolge auf Spieße stecken, mit dem Zitronensaft beträufeln und mit Thymian, Rosmarin und Kräutersalz würzen. Die Spieße auf Alufolie oder in eine Grillpfanne legen und 20 Minuten von allen Seiten grillen.
3. Die restlichen Gurkenscheiben leicht salzen und zusammen mit den Spießen servieren.

Zutaten

2 Mini-Gurken à 150 g
1 rote Paprikaschote
200 g festfleischiger Fisch, z. B. Schwertfisch, Goldbarsch
1 EL Zitronensaft
je 1 TL Thymian und Rosmarin
Kräutersalz

- *Hauptgericht*
- *Für 1 Person*
- *20,5 g Kohlenhydrate*

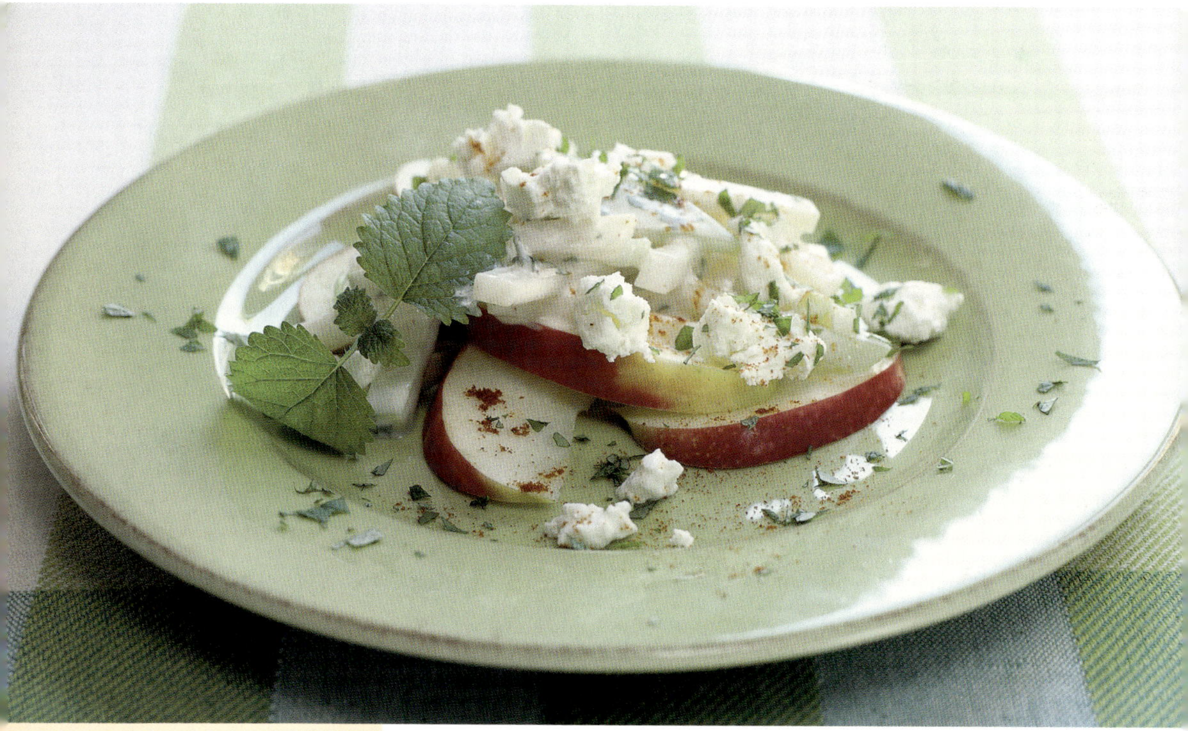

Zutaten

6 Blättchen Zitronenmelisse
1 Kohlrabi
1 großer säuerlicher Apfel
2 EL Zitronensaft
2 EL Sahne
75 g Joghurt
Meersalz
1 Msp. Chilipulver
75 g Ziegenfrischkäse

- *Hauptgericht*
- *Für 1 Portion*
- *36,2 g Kohlenhydrate*

◆ Ziegenfrischkäse mit Kohlrabi-Apfel-Salat

1. Zitronenmelisse waschen, trockenschütteln und fein hacken. Kohlrabi schälen und in Stifte schneiden, diese 1 Minute in kochendem Wasser blanchieren. Den Apfel waschen, in Spalten schneiden und mit 1 Esslöffel Zitronensaft beträufeln.
2. Aus Sahne, Joghurt, 2 Esslöffel Blanchierwasser, restlichem Zitronensaft, Salz, Chilipulver und der Zitronenmelisse eine Sauce rühren. Kohlrabi und Äpfel mit der Sauce übergießen, alles gut mischen und ziehen lassen.
3. Den Ziegenfrischkäse in grobe Stücke schneiden und auf dem Salat anrichten.

◆ Fischcurry mit Blumenkohl

1. Den Blumenkohl waschen, putzen und in sehr kleine Röschen teilen. In kochendem Salzwasser 10 bis 12 Minuten bissfest garen, herausnehmen und abtropfen lassen.
2. Den Fisch waschen, mit Küchenpapier abtrocknen und in mundgerechte Stücke schneiden. Die Garnelen schälen, waschen und dabei den Darm entfernen.
3. Das Öl in einer beschichteten Pfanne erhitzen, Fisch und Garnelen unter vorsichtigem Wenden von jeder Seite 3 bis 4 Minuten braten. Mit dem Currypulver bestäuben, salzen und mit der Brühe und Sahne ablöschen. Alles bei schwacher Hitze etwa 2 Minuten leicht einkochen lassen.
4. Den Dill waschen, trockentupfen und etwas kleiner zupfen. Den Blumenkohl zusammen mit dem Fischcurry auf einem Teller anrichten und mit dem Dill garniert servieren.

Zutaten

250 g Blumenkohl
Meersalz
200 g Fischfilet, z. B. Seelachs oder Kabeljau
4 mittelgroße Garnelen
1 EL Olivenöl
1–2 TL Currypulver
50 ml Gemüsebrühe
3 EL Sahne
2 Stängel Dill

- *Hauptgericht*
- *Für 1 Portion*
- *8,9 g Kohlenhydrate*

◆ Meerrettich-Lachs-Päckchen mit Pilzgemüse

1. Die Blattrippen der Wirsingblätter flach schneiden und die Blätter 2 Minuten in kochendem Wasser blanchieren, mit kaltem Wasser abschrecken und abtropfen lassen. Dill waschen, trockenschütteln und fein hacken.
2. Je zwei Wirsingblätter aufeinander legen. Frischkäse mit Meerrettich und Salz verrühren. Die Wirsingblätter mit dem Frischkäse bestreichen und mit Dill bestreuen. Den Lachs in den Wirsing einschlagen und die Päcken mit Küchengarn umwickeln.
3. Das Öl in einer beschichteten Pfanne erhitzen und die Wirsingpäckchen darin bei schwacher Hitze rundum anschmoren. Mit der Brühe ablöschen und zugedeckt 10 Minuten dünsten.
4. Die Austernpilze putzen und in Streifen schneiden. Die Frühlingszwiebel putzen und waschen. Das Grün in Röllchen schneiden, das Weiße in kleine Würfel schneiden. Die Butter in einer beschichteten Pfanne schmelzen lassen, Pilze und Zwiebeln darin unter Rühren 5 Minuten braten. Mit Pfeffer und Salz würzen und mit den Lachspäckchen servieren.

Zutaten

4 Wirsingblätter
1 kleines Bund Dill
100 g Frischkäse
3 TL Meerrettich aus dem Glas
Meersalz
2 Lachsfilets à 100 g
1 EL Sonnenblumenöl
5 EL Gemüsebrühe
250 g Austernpilze
1 Frühlingszwiebel
1 EL Butter, Pfeffer

- *Hauptgericht*
- *Für 1 Portion*
- *8,8 g Kohlenhydrate*

Zutaten

400 g Zucchini
3 Zweige Thymian
1 Zweig Rosmarin
200 g Rinderhackfleisch
Pfeffer
Meersalz
1 EL Olivenöl

- *Hauptgericht*
- *Für 1 Portion*
- *8,8 g Kohlenhydrate*

◆ Hacksteak Mediterran

1. Die Zucchini waschen, Blüten- und Stielansätze entfernen. Etwa 50 Gramm fein raspeln, den Rest in kleine Würfel schneiden. Die Kräuter waschen, trockenschütteln, die Blättchen bzw. Nadeln von den Stielen zupfen und grob hacken.
2. Das Hackfleisch mit den Zucchiniraspeln, der Hälfte der Kräuter, Pfeffer und Salz vermischen und zu einer flachen Frikadelle formen. 1 Teelöffel Öl in einer beschichteten Pfanne erhitzen und das Hacksteak von beiden Seiten je 4 bis 5 Minuten braten.
3. In einer zweiten Pfanne das restliche Öl erhitzen und die Zucchiniwürfel darin unter Rühren kräftig anbraten. Die restlichen Kräuter dazugeben, salzen und bei schwacher Hitze 5 Minuten braten. Zusammen mit dem Hacksteak servieren.

Zutaten

200 g Hähnchenbrustfilet
1 haselnussgroßes Stück Ingwer
3 EL Sonnenblumenöl
2 EL Sahne
4 EL Mineralwasser
1/2 TL gemahlener Kreuzkümmel
je 1 TL Curry- und Chilipulver
Meersalz
1 Eichblattsalat
1 große Selleriestange
1 EL Zitronensaft, Pfeffer
1 EL gehackter Kerbel

- *Hauptgericht*
- *Für 1 Portion*
- *8,0 g Kohlenhydrate*

◆ Hähnchencurry mit Salat

1. Das Fleisch kalt abwaschen, mit Küchenpapier trocknen und in eine Auflaufform legen. Den Backofen auf 200 °C vorheizen.
2. Für die Marinade den Ingwer schälen und fein hacken. 2 Esslöffel Öl mit Sahne, 2 Esslöffel Mineralwasser, Ingwer, Kreuzkümmel, Curry, Chili und 1 Teelöffel Salz gründlich verrühren und über das Fleisch gießen. Die Form mit Alufolie abdecken und das Fleisch auf der mittleren Schiene 25 Minuten braten. Die Folie entfernen und offen weitere 10 Minuten schmoren lassen.
3. In der Zwischenzeit den Salat putzen, waschen, abtropfen lassen und in mundgerechte Stücke zerpflücken. Die Selleriestange putzen und in dünne Scheiben schneiden.
4. Für das Dressing Zitronensaft mit restlichem Öl und Mineralwasser, Pfeffer und Salz verrühren. Das Dressing über den Salat träufeln.
5. Den Salat mit dem Kerbel bestreuen und zum Hähnchencurry servieren.

◆ Gegrillte Lammkoteletts mit Auberginen

1. Die Aubergine waschen, putzen und in dünne Scheiben schneiden. Den Knoblauch schälen und hacken.
2. Das Öl in einer beschichteten Pfanne erhitzen und den Knoblauch darin bei schwacher Hitze anbraten. Auberginenscheiben dazugeben, mit ein wenig Rosmarin, Thymian und Salz würzen und bei mittlerer Hitze unter häufigem Wenden 10 bis 12 Minuten braten.
3. Den Grill auf 250 °C vorheizen. Das Fleisch kurz waschen und mit Küchenpapier trockentupfen. Fleisch mit dem restlichen Rosmarin, Thymian und etwas Salz einreiben und von jeder Seite 4 bis 5 Minuten grillen. Mit den Auberginen servieren.

Zutaten

1 Aubergine
1–2 Knoblauchzehen
2–3 EL Olivenöl
je 1 TL Rosmarin
und Thymian
Meersalz
4 Lammkoteletts

- *Hauptgericht*
- *Für 1 Portion*
- *5,5 g Kohlenhydrate*

◆ Lammtöpfchen mit Fenchelrohkost

1. Das Fleisch kalt abwaschen und mit Küchenpapier trockentupfen. Den Backofen auf 220° C vorheizen.
2. Die Stielansätze der Tomaten entfernen, Tomaten überbrühen, häuten und grob würfeln. Frühlingszwiebel putzen und waschen, Knoblauch schälen und beides in grobe Scheiben schneiden.
3. Tomaten, Frühlingszwiebel und Knoblauch mischen, Thymian und Rosmarin dazugeben und salzen. Die Hälfte davon in ein feuerfestes Töpfchen geben und das Fleisch darauf legen. Mit dem restlichen Gemüse bedecken und mit der Brühe auffüllen. Mit Alufolie abdecken und etwa 45 Minuten im Backofen garen. Danach die Folie entfernen und weitere 10 Minuten offen schmoren lassen.
4. Inzwischen den Fenchel putzen, halbieren und in hauchdünne Scheibchen schneiden. Etwas Fenchelgrün beiseite legen. Das Öl mit etwas Salz kräftig verrühren und über den Fenchel träufeln.
5. Die Fenchelscheibchen mit dem Lammtöpfchen anrichten. Alles mit dem Fenchelgrün garnieren.

Zutaten

200 g Lammfleisch,
Keule oder Nacken
2 reife Tomaten
1 Frühlingszwiebel
1–2 Knoblauchzehen
je 1 TL Thymian
und Rosmarin
Meersalz
1/8 l Gemüsebrühe
1 Fenchelknolle
1 EL Olivenöl

- *Hauptgericht*
- *Für 1 Portion*
- *12,2 g Kohlenhydrate*

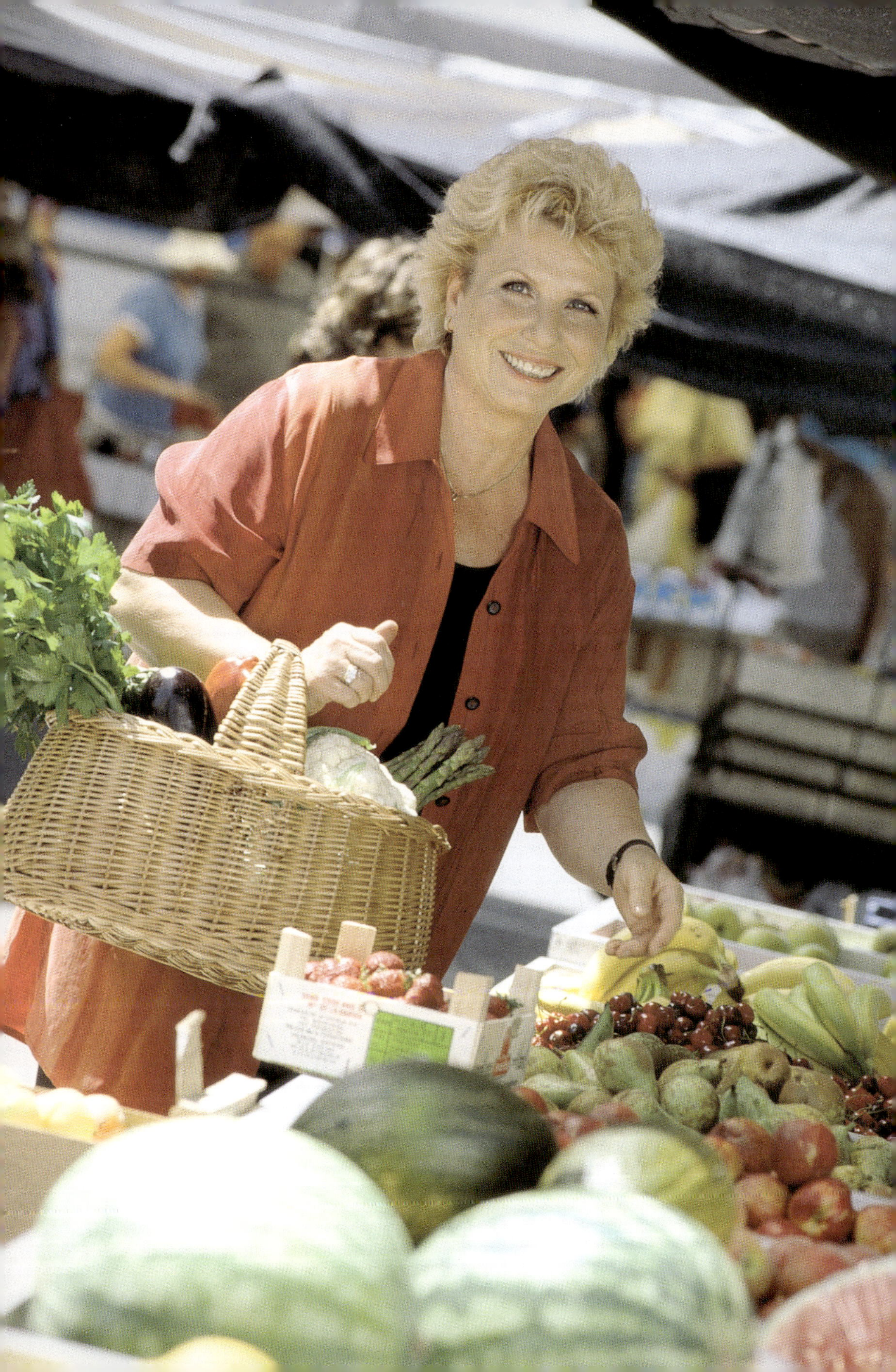

Das iss.dich.schlank.-Endlosprogramm

Nach den beiden zeitlich jeweils auf ein bis zwei Wochen begrenzten Anfangsstufen des iss.dich.schlank.-Genießerplans geht es nun über in das iss.dich.schlank.-Endlosprogramm. Und ab sofort gelten neue Regeln: Sie finden in den Rezepten wieder Kartoffeln, Vollkorngetreide und Naturreis. Richtig kombiniert und im gesunden Säure-Basen-Gleichgewicht gegessen, brauchen Sie sich vor diesen Kohlenhydraten nicht mehr zu fürchten. Die einfachen Regeln und Empfehlungen dieser Ernährungsmethode ermöglichen Ihnen weiterhin eine schonende Gewichtsabnahme – ohne Angst vor Über- oder Unterzuckerung.

Schlank, fit und vital

Bei dieser Langzeiternährung steht die gesunde Lebensweise im Vordergrund. Besonders beeindruckend ist der ausgeglichene Blutzuckerspiegel und die entsprechend geringe Insulinausschüttung der Bauchspeicheldrüse. Darum ist sie auch für Diabetiker geeignet. Zusätzlich wird der Körper nach und nach entgiftet und entsäuert, das Verdauungssystem wird entlastet. Sodbrennen, Völlegefühl, Blähbauch oder Darmträgheit bleiben aus. Sie werden sich körperlich fit und geistig frisch fühlen.

DER SÄURE-BASEN-HAUSHALT

Achten Sie auf das richtige Verhältnis von Säure bildenden und Basen bildenden Nahrungsmitteln. Bei einem Mix aus 60 bis 80 Prozent basischen Lebensmitteln und 20 bis höchstens 40 Prozent Säurelieferanten, wirken Sie nicht nur einer Übersäuerung entgegen, sondern Sie brauchen auch keine Kalorien zu zählen.

Stark Basen bildend: Gemüse, Salate, Kartoffeln, Keimlinge, Sprossen, frische Kräuter, reifes Obst, Sahne

Mittel bis schwach Basen bildend: Pilze, frisch gepresste Säfte, Butter, Nüsse, Trockenobst

Stark Säure bildend: Fleisch- und Wurstwaren, Fisch- und Meeresfrüchte, Eier, Käse, Weißmehlprodukte, Nudeln, Hülsenfrüchte, raffinierter Zucker, Süßwaren, gehärtete Pflanzenfette, raffinierte Öle, Limonaden, Kaffee, Schwarztee, Kakao, alkoholische Getränke

Mittel bis schwach Säure bildend:

Getreide, Vollkornprodukte, Quark, gesäuerte Milchprodukte

Das Basis-Prinzip: richtig kombinieren

INFO

In den Rezepten und Plänen sind die eiweißreichen Nahrungsmittel blau ◆ markiert, die kohlenhydratreichen Nahrungsmittel orange ◆ und die Kombis bzw. neutralen Nahrungsmittel grün ◆.

Die Grundlage des iss.dich.schlank.-Endlosprogramms liegt in der richtigen Kombination der Lebensmittel. So können Sie sich das Kalorienzählen sparen und nehmen trotzdem nicht zu. In der Praxis heißt das: Nahrungsmittel nicht wahllos miteinander mischen, sondern harmonisch aufeinander abstimmen. Wie Sie vielleicht von den Vitaminen und Mineralstoffen wissen, können sich Nährstoffe in ihrer Wirkung sowohl behindern als auch verstärken. Ähnlich kann der Körper auf ungünstige Nahrungsmittelkombinationen mit Unverträglichkeiten reagieren, harmonisch kombinierte Speisen hingegen liefern Wohlgefühl. Sicher kennen Sie aus eigener Erfahrung, dass es Ihrem Körper nicht unbedingt gut tut, wenn Sie alles durcheinander essen. Kleinkinder verspüren diesen Missklang im Bauchbereich besonders stark, da sie noch sehr viel feinfühliger sind als wir Erwachsenen.

Das richtige Verdauungsmilieu

Für diese Disharmonie in der Verdauung gibt es eine biochemische Erklärung: Eiweiß benötigt zur Aufspaltung andere Verdauungssäfte als Kohlenhydrate. Eiweißreiche Nahrungsmittel wie Fleisch oder Fisch, aber auch Obst mit Fruchtsäure brauchen saure Verdauungssäfte; Kohlenhydrate wie Kartoffeln, Reis, Nudeln, Brot oder Obst ohne Fruchtsäure benötigen basische Verdauungssäfte. So ist es eine logische und bewährte Schlussfolgerung, diese beiden Nahrungsmittelgruppen nicht innerhalb einer Mahlzeit miteinander zu kombinieren. Damit Sie ganz sicher gehen, finden Sie auf den Seiten 92 bis 95 den iss.dich.schlank.-Kombiplan – hier können Sie ablesen, welche Lebensmittel ideal zusammenpassen.

Welche Bedeutung haben die »Kombis«?

Des Weiteren finden Sie im iss.dich.schlank.-Kombiplan Nahrungsmittel, die sich sowohl mit eiweißreichen, als auch mit kohlenhydratreichen Speisen vertragen: unsere »Kombis«. Sie beeinflussen weder die Eiweiß- noch die Kohlenhydratverdauung ungünstig, sondern harmonieren mit allen Nahrungsmitteln. Die Kombis sind nochmals in zwei Gruppen unterteilt – nach Säure bildender und Basen bildender Kost. Mit den Kombis Teil 1 bitte sparsam umgehen, mit den Kombis Teil 2 großzügig. Möglicherweise finden Sie verschiedene Zuordnungen widersprüchlich, doch auch hierfür gibt es Erklärungen. So können Sie z. B. gesäuerte Milchprodukte (eiweißreich, aber trotzdem Kombis) gut mit den Kohlenhydraten zusammen essen.

Denn das Eiweiß von Joghurt, Quark, Buttermilch usw. verändert sich durch den Säuerungsprozess, flockt aus und wird somit leichter verdaulich. Bei Käsesorten, die aus roher Milch geschöpft sind, wird die Milch durch die Milchsäurebakterien ebenfalls gesäuert, und sie flockt aus, sodass der Käse leichter verdaulich wird. Erhitzte und pasteurisierte Käsesorten sind etwas schwerer verdaulich und zählen daher zur Eiweißgruppe.

Milch, egal welche Fettstufe, zählt zur Eiweißgruppe und sollte nicht mit Kohlenhydratgerichten, die einen hohen glykämischen Index aufweisen, verarbeitet werden (z. B. im Kartoffelbrei, Reisbrei, Müsli, Pudding oder Kuchen). Milch zählt zu den schwer verdaulichen Nahrungsmitteln, da sie im Magen aufgrund der sauren Verdauungssäfte gerinnt und einen Klumpen bildet.

Rohes Fleisch und roher Fisch sind ebenfalls eiweißreiche Lebensmittel. Sie zählen dennoch zu den Kombis, da ihre Zellstruktur noch unverändert ist. Durch Erhitzen verändern sich die Zellmembranen, verhärten und verdichten sich und werden dadurch schwerer verdaulich.

INFO

Bei den »Kombis« gibt es zwei Gruppen – je nach der Wirkung des einzelnen Lebensmittel auf den Säure-Basen-Haushalt. Nähere Infos zum Säure-Basen-Haushalt finden Sie auf Seite 89.

Besonderheiten bei Obst und Gemüse

Tomaten können Sie im Rohzustand mit den Kohlenhydraten kombinieren. Im gekochten Zustand bilden Tomaten Säure und sollten nur mit den überwiegend eiweißhaltigen Speisen gemischt werden. Der frische saftige Apfel enthält sehr viel Fruchtsäure und sollte darum nicht mit den überwiegend kohlenhydrathaltigen Nahrungsmitteln kombiniert werden. Harmonischer ist der abgelagerte Apfel. Er hat die Fruchtsäure verloren, dafür Kohlenhydrate gebildet.

Der große iss.dich.schlank.-Kombiplan

Überwiegend eiweißhaltige Gruppe

◆ Eiweißhaltige Speisen nur mit den Kombis verbinden (blau + grün)!

GEGARTE FLEISCHSORTEN ALLER ART

Bratenfleisch
Gulasch
Rinderhackfleisch
Rouladen
Schnitzel
Steaks
Kalb
Lamm
Geflügel
Gans
Ente
Wild
Fleischfond
(Schweinefleisch bitte meiden)

GEGARTE FISCHSORTEN

Brasse
Flunder
Forelle
Heilbutt
Hering
Kabeljau
Krebs
Lachs
Langusten
Rotbarsch
Scholle
Seelachs
Seeteufel
Steckmuscheln
Thunfisch
Tintenfisch unpaniert
Fischfond

EIER ALLER ART

gefüllte, gekochte und pochierte Eier
Omelett
Rühreier
Spiegeleier

MILCH

Alle Trinkmilchsorten, egal welche Fettstufe

KÄSE

Alle erhitzten Käsesorten, wie z. B.
Allgäuer Bergkäse
Bel Paese
Biarom
Bierkäse
Blue Stilton
Bonbel
Burlander
Butterkäse
Cantadou
Cantal
Cheddar
Chester
Chorherrenkäse
Danbo
Donautaler
Edamer
Esrom
Fol Epi
Fontal
Gorgonzola
Gouda
Grünländer
Harvarti
Höhlenkäse
Illertaler
Jausenkäse
Maasdamer
Mondseer
Moosbacher
Münsterkäse
Old Amsterdamm
Original Sennkäse
Paladin
Pecorino
Pikantje von Gouda
Rottaler
Salzburger Bauernkäse
Steppenkäse
Tilsiter
Trappistenkäse

SOJAPRODUKTE

Sojafleisch
Tofu

GETRÄNKE

Obstsäfte
trockener Sekt
Apfelwein
herber Weiß-, Rot- und Roséwein

OBSTSORTEN

Brombeeren
Erdbeeren
Himbeeren
Johannisbeeren
Stachelbeeren
frische saftige Äpfel
Aprikosen
Birnen
Kirschen
Mirabellen
Nektarinen
Pfirsiche
Pflaumen
Quitten
Reineclauden
Rhabarber
Sauerkirchen
Weintrauben

ZITRUSFRÜCHTE UND EXOTISCHE OBSTSORTEN

Ananas
Granatapfel
Grapefruits

Kaki
Kiwi
Kumquats
Limetten
Litschis
Mandarinen
Mango
Orangen
Papaya
Passionsfrüchte
Zitronen

SONSTIGES

Balsamessig und
Himbeeressig
gekochte Tomaten

Überwiegend kohlenhydrathaltige Gruppe

- Kohlenhydrathaltige Speisen nur mit den Kombis verbinden (orange + grün)!

VOLLKORNGETREIDE

Amaranth
Buchweizen
Bulgur
Dinkel
Gerste
Grünkern
Hafer
Hirse
Quinoa
Roggen
Weizen
Getreideflocken

VOLLKORNERZEUGNISSE

Vollkornbrot
Vollkornbrötchen
Kuchen und Gebäck aus
Vollkornmehl
Vollkornnudeln
Naturreis

KARTOFFELN

Kartoffeln in jeder Form

OBST

abgelagerte mürbe Äpfel
Bananen
frische Datteln
frische Feigen
ungeschwefeltes Trockenobst

SÜSSUNGSMITTEL

Agavendicksaft
Ahornsirup
Birnen- und Apfeldicksaft
Frutilose
Fruchtzucker
Honig
(Diese Süßungsmittel dürfen in kleinen Mengen auch zum Abschmecken von Eiweißgerichten verwendet werden)

SONSTIGES

Bier
Kartoffelstärke
getrocknete Pilze
getrocknete Tomaten

Frei kombinierbare Lebensmittel (= Kombis)

- Die Kombis sind in zwei Gruppen unterteilt – nach Säure bildender und Basen bildender Kost
- Teil 1 nicht zu üppig verwenden
- Teil 2 kann ohne Mengenbegrenzung verzehrt werden

Kombis Teil 1

FETTE

Butter
ungehärtete Margarine
und Plattenfette
kalt gepresste Öle

GESÄUERTE MILCHPRODUKTE

Buttermilch
Crème fraiche
Dickmilch
Joghurt
Kaffeesahne
Kefir
Quark
saure Sahne
süße Sahne

SOJAPRODUKTE

Sojaccreme
Soja Cuisine

KÄSE

Alle Käsesorten aus naturbelassener, roher Milch sind mit Milchsäurebakterien gesäuert, damit leichter verdaulich und zählen so zu den Kombis.
Bei pasteurisierten Käsesorten fehlt oftmals die natürliche Säuerung, dadurch sind diese etwas schwerer verdaulich und zählen zu den Eiweißen.

Hartkäse:

Beaufort
Caciocavallo
Comtè
Fiore Sardo
Grana Padano
Greyerzer
Grüntener
Idiazàbal
Jurassic

Der große iss.dich.schlank.-Kombiplan

Kefalotyri
Manchego
Montasio
Original Parmesan
Provolone
Sbrinz Switzerland
Urtaler

◆ Diese Sorten eignen sich frisch gerieben gut zu Nudelgerichten.

Schnittkäse:

Allgäuer Emmentaler
Appenzeller
Asiago Pressato
Fontina
Halloumi
Majorero
Morbier
Pyrenäenkäse
Reblochon de Savie
Salers
Schweizer Raclette
Thurgauer
Tomme De Savie
Wörishofener
Rahmgouda

◆ Diese Sorten eignen sich gut als Brotbelag und zum Überbacken.

Weichkäse:

Amalthèe
Banon Chèvro
Brie De Meaux
Brocciu
Cabrales
Camembert
Chaource
Coulommiers
Epoisses
Feta
Fromage Hansi
Liptauer
Mont D´or
Munster Gérome
Pouligny Saint-Pierre
Roquefort
Sant Albray
Ziegenmünster

◆ Diese Sorten eignen sich gut als Brotbelag.

Sauermilch- und Frischkäse:

Handkäse
Harzer Roller
Korbkäse
Mainzer
Olmützer Quargel
Tiroler Graukäse
Schafskäse
Ziegenkäse
Frischkäse
Körniger Frischkäse
Mascarpone
Mozzarella
Picandou Fermier
Ricotta
Robiola Osella
Bresso
(egal welche Fettstufe)

◆ Diese Sorten eignen sich gut als Brotbelag, teils zu Pellkartoffeln, teils auch zum Überbacken.

ROHE, LUFTGETROCKNETE ODER ROH GERÄUCHERTE WURSTWAREN

Bündner Fleisch
Debrecziner
Salami
roher Schinken
Lachsschinken

ROHES FLEISCH

Tatar
(rohes Fleisch nur ganz frisch verwenden und nicht zu häufig verzehren)

ROHE, MARINIERTE FISCHE

Bismarckhering
Matjeshering
gebeizter Lachs
Sardellen

GERÄUCHERTE FISCHE

Aal
Bückling
Forelle
Heilbutt
Lachs
Makrele
Schillerlocken

NÜSSE UND SAMEN

Haselnüsse
Mandeln
Walnüsse
Kokosnuss
Leinsamen
Sesam
Sonnenblumenkerne
Mohn
(Erdnüsse bitte meiden, sie sind schwer verdaulich)

ESSIGERSATZ

Brottrunk
vergorenes Molkekonzentrat (Molkosan)
Obstessig

KLARE HOCHPROZENTIGE SPIRITUOSEN

Korn
klarer Obstbrand
Wacholder

SONSTIGES

Eigelb
Gemüsebrühe
Hefe
frische Kokosmilch

Oliven
Rosinen

Kombis Teil 2

GEMÜSE

Artischocken
Auberginen
Avocados
Blumenkohl
grüne Bohnen
Brokkoli
Chicoée
Chinakohl
grüne Erbsen
Fenchel
Grünkohl
Gurken
Knoblauch
Kohlrabi
Kürbis
Lauch
frischer Mais
Mangold
Melonen
Möhren
Okra
Palmherzen
Paprikaschoten
Peperoni
Radieschen
Rettich
Rosenkohl
Rote Bete
Rotkohl
Sauerkraut
Knollensellerie
Staudensellerie
Spargel
Spinat
Spitzkohl
rohe Tomaten
Schwarzwurzel
Topinambur
Weißkohl
Wirsing
Zucchini
Zwiebeln

BLATTSALATE

Bataviasalat
Eichblattsalat
Eisbergsalat
Endiviensalat
Feldsalat
Friséesalat
Kopfsalat
Lollo biondo
Lollo rosso
Radicchio
Rauke/Rucola
Römischer Salat

PILZE

Austernpilze
Champignons
Egerlinge
Morcheln
Pfifferlinge
Shiitake-Pilze
Steinpilze oder andere
Waldpilze
Trüffel

SPROSSEN UND KEIME

Alfalfasprossen
Mungobohnensprossen
Radieschensprossen
oder andere Keime

GELIERMITTEL

Agar-Agar (eine pulverisierte Meeresalge)
Biobin (pflanzliches Bindemittel aus Johannisbrotkernmehl)
Gelatine (tierisches Produkt)

SONSTIGES

Gewürze (Meerrettich, Pfeffer, Senf, Zitrusschalen)
Heidelbeeren
Kräuter
Kräutertees
Malzkaffee
Naturmolke
Stevia

Diese Nahrungsmittel sollten Sie möglichst meiden

- Weißes Mehl und die daraus hergestellten Produkte, z. B. süße und pikante Backwaren sowie Nudeln und polierten Reis
- Zucker, Süßstoffe und daraus hergestellte Produkte, z. B. Süßwaren, Marmeladen und Gelees
- Fertiggerichte und Konserven
- Schweinefleisch, Wurst und Schinken vom Schwein und rohes Fleisch
- Gehärtete Fette, z. B. normale Margarine, feste, weiße Frittier- und Bratfette (Plattenfette)
- Bohnenkaffee, schwarzer Tee und Kakao in großen Mengen
- Hochprozentige Spirituosen

DAS ENDLOSPROGRAMM

	Frühstück	Snack
ERSTER TAG Montag	Süßer Fitnessdrink Eiweiß **Seite 99**	Süßer Fitness-Drink Eiweiß **Seite 99**
ZWEITER TAG Dienstag	Obstfrühstück Eiweiß **Seite 99**	Obstfrühstück Eiweiß **Seite 99**
DRITTER TAG Mittwoch	Käsebrot mit Radieschen Kohlenhydrate **Seite 100**	Heidelbeer-Kefir Kombi **Seite 136**
VIERTER TAG Donnerstag	Frischkost-Müsli Eiweiß **Seite 102**	1 Orange Eiweiß
FÜNFTER TAG Freitag	Kerniges Müsli mit Buttermilch Kohlenhydrate **Seite 101**	1 Stück frisches Obst Eiweiß
SECHSTER TAG Samstag	Lachsbrötchen Kohlenhydrate **Seite 100**	Vital-Drink Eiweiß **Seite 137**
SIEBTER TAG Sonntag	Schinkenrühreier mit Tomaten Eiweiß **Seite 110**	Mozzarella-Tomaten-Snack Kombi **Seite 111**

Hauptgericht	Snack	Abendessen
Geflügelsalat Eiweiß **Seite 119**	100 g körniger Frischkäse und 1 Birne Eiweiß	Pellkartoffeln mit Zwiebelquark Kohlenhydrate **Seite 116**
Apfel-Kartoffel-Salat Kohlenhydrate **Seite 117**	Marzipan-Joghurt Kombi **Seite 132**	Eintopf mit Würstchen Eiweiß **Seite 116**
Griechische Paprikasuppe Eiweiß **Seite 127**	1 Banane Kohlenhydrate	Viktoriabarsch mit Brokkoli Eiweiß **Seite 121**
Bunter Fischsalat Eiweiß **Seite 121**	Frischkost-Müsli Eiweiß **Seite 102**	Tagliatelle mit Nusspesto Kohlenhydrate **Seite 129**
Nudelsalat Kohlenhydrate **Seite 115**	Mozzarella-Tomaten-Snack Kombi **Seite 111**	Schwertfisch aus dem Wok Eiweiß **Seite 120**
Pikanter Gemüsereis aus dem Wok Kohlenhydrate **Seite 128**	Orangencreme Eiweiß **Seite 132**	Cevapcici mit Krautsalat Eiweiß **Seite 119**
Lamm mit grünen Bohnen Eiweiß **Seite 123**	Zitronen-Joghurt-Eis Eiweiß **Seite 133**	Blattsalat mit Knoblauch-Croûtons Kohlenhydrate **Seite 113**

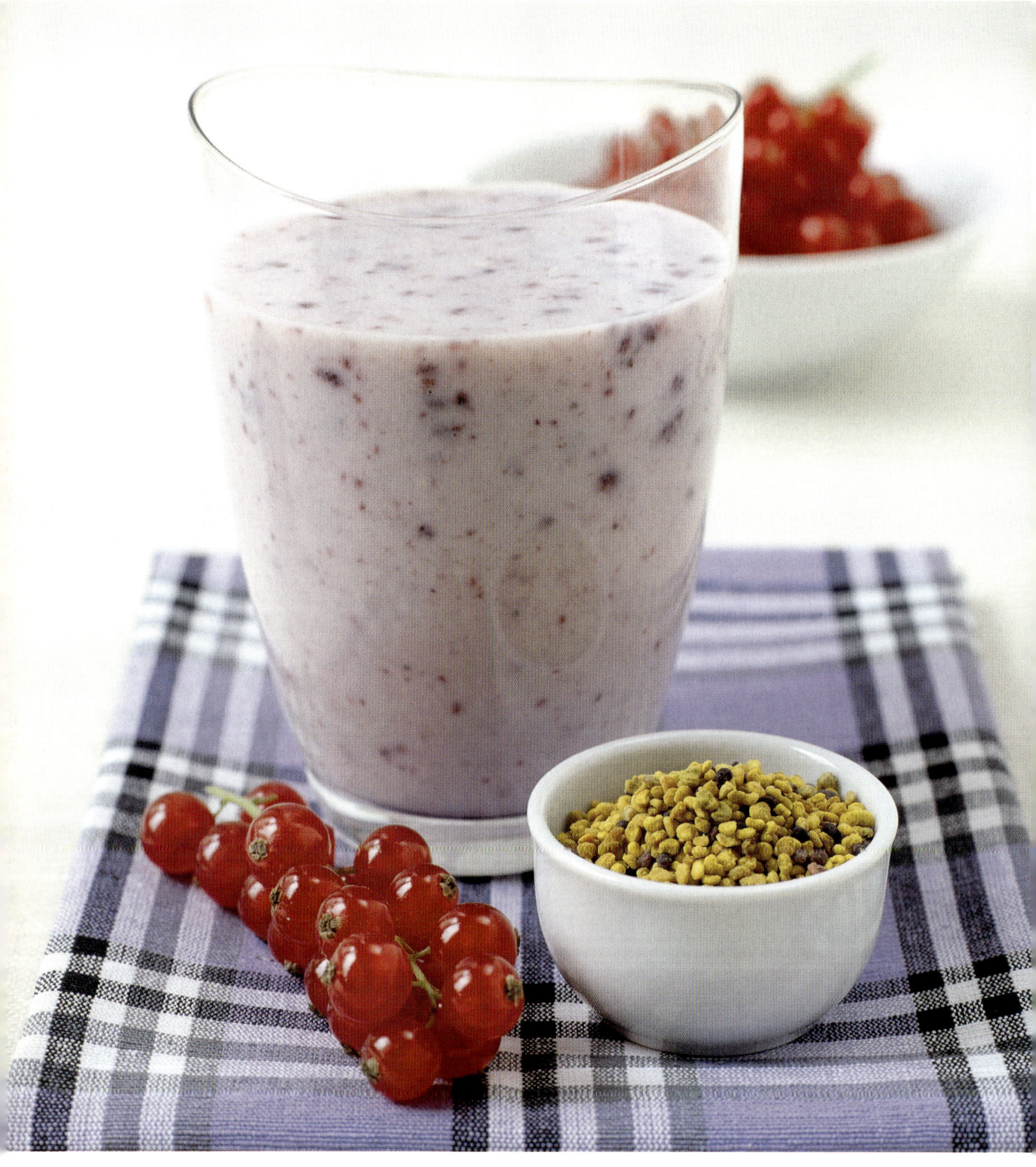

◆ Süßer Fitness-Drink

1. Die Früchte waschen und verlesen. Zusammen mit Molke, Buttermilch und Agavendicksaft bzw. Stevia im Mixer pürieren.
2. Die Blütenpollen unterrühren und servieren.

Tipps

Die zweite Portion des Fitness-Drinks können Sie als Snack am Vormittag trinken. Wenn Sie den Drink mitnehmen, füllen Sie ihn kalt in eine Flasche und rühren Sie erst kurz, bevor Sie ihn trinken, die Blütenpollen unter.
Molke ist ein Nebenprodukt, das bei der Herstellung von Quark und Käse entsteht. Sie gilt als »Schönheitstrunk«, weil sie zahlreiche gesunde Inhaltsstoffe hat und entschlackend wirkt.

Zutaten

100 g Beerenobst, frisch oder TK
200 g Molke
100 g Buttermilch
2 TL Agavendicksaft oder
1 Msp. Steviapulver
2 TL Blütenpollen

- *Eiweiß*
- *Frühstück*
- *Für 2 Portionen*

◆ Obstfrühstück

1. Das Obst waschen, putzen und je nach Sorte in mundgerechte Stücke schneiden.
2. Auf einem Teller oder in einer Schale anrichten.

Tipp

Bis 12 Uhr können Sie frisches Obst in beliebiger Menge essen – Ihr Körper sagt Ihnen, wann er genug hat. Was Sie bei der Auswahl von Obst und Früchten beachten müssen, steht im Kombiplan (Seite 92-95).

Zutaten

frisches Obst der Saison: Kernobst, Steinobst, Beerenobst oder Zitrusfrüchte

- *Eiweiß*
- *Frühstück*
- *Für 1 Portion*

Zutaten

1 Bund Radieschen
1 Scheibe Vollkornbrot
1 EL Butter
30 g Allgäuer Emmentaler
2 EL Kresse

- *Kohlenhydrate*
- *Frühstück*
- *Für 1 Portion*

◆ Käsebrot mit Radieschen

1. Die Radieschen waschen, putzen und in dünne Scheiben schneiden.
2. Das Brot mit der Butter bestreichen, mit den Radieschen und Käse belegen. Mit der Kesse bestreuen. Die übrigen Radieschen dazu essen.

Tipp

Allgäuer Emmentaler ist wie der klassische Schweizer Emmentaler aus Rohmilch hergestellt. Der Allgäuer ist in der Regel etwas milder als andere Emmentaler.

Zutaten

2 Blätter Kopfsalat
1 EL Frischkäse
1 TL Meerrettich aus dem Glas
1 Vollkornbrötchen
2 Scheiben gebeizter Lachs

- *Kohlenhydrate*
- *Frühstück*
- *Für 1 Portion*

◆ Lachsbrötchen

1. Die Salatblätter waschen und trockentupfen. Den Frischkäse mit dem Meerrettich verrühren.
2. Das Brötchen durchschneiden und die untere Hälfte mit dem Meerrettichkäse bestreichen. Salatblätter und Lachs darauf verteilen und das Brötchen mit der oberen Hälfte abdecken.

Tipp

Lachs gibt es zwar überall zu kaufen, aber probieren Sie doch einmal, ihn selbst zu beizen. Auf Seite 105 finden Sie ein Rezept für hausgebeizten Lachs.

◆ Kerniges Müsli mit Buttermilch

1. Die Rosinen waschen, abtropfen lassen und mit einem Küchentuch trockentupfen. In einer Schale Haferflocken mit Rosinen, Sonnenblumenkernen und Mandeln mischen.
2. Die Buttermilch mit dem Honig bzw. Stevia süßen und auf der Müsli-Mischung verteilen.

Tipp

Im Gegensatz zu normaler Milch, die zu der eiweißhaltigen Gruppe zählt, kann Buttermilch als gesäuertes Milchprodukt problemlos mit Kohlenhydraten gemischt werden. Gesäuert ist sie viel leichter verdaulich als Trinkmilch.

Zutaten

1 EL ungeschwefelte Rosinen
3 EL Haferflocken
1 TL Sonnenblumenkerne
7 geschälte Mandeln
150 ml Buttermilch
2 TL Honig oder
2 Msp. Steviapulver

- *Kohlenhydrate*
- *Frühstück*
- *Für 1 Portion*

◆ Brombeerquark

1. Die Beeren waschen, verlesen und mit einer Gabel grob zerdrücken. Einige schöne Früchte beiseite legen.
2. Den Quark mit dem Mineralwasser cremig rühren und mit Honig bzw. Stevia süßen. Die zerdrückten Beeren unter den Quark rühren und die restlichen Früchte darauf verteilen.

Tipp

Statt Brombeeren können Sie auch andere Beeren oder je nach Saison Zitrusfrüchte verwenden.

Zutaten

100 g Brombeeren
200 g Quark, 20 % Fett i. Tr.
2 EL Mineralwasser
2 TL Honig oder
1 Msp. Steviapulver

- *Eiweiß*
- *Frühstück*
- *Für 1 Portion*

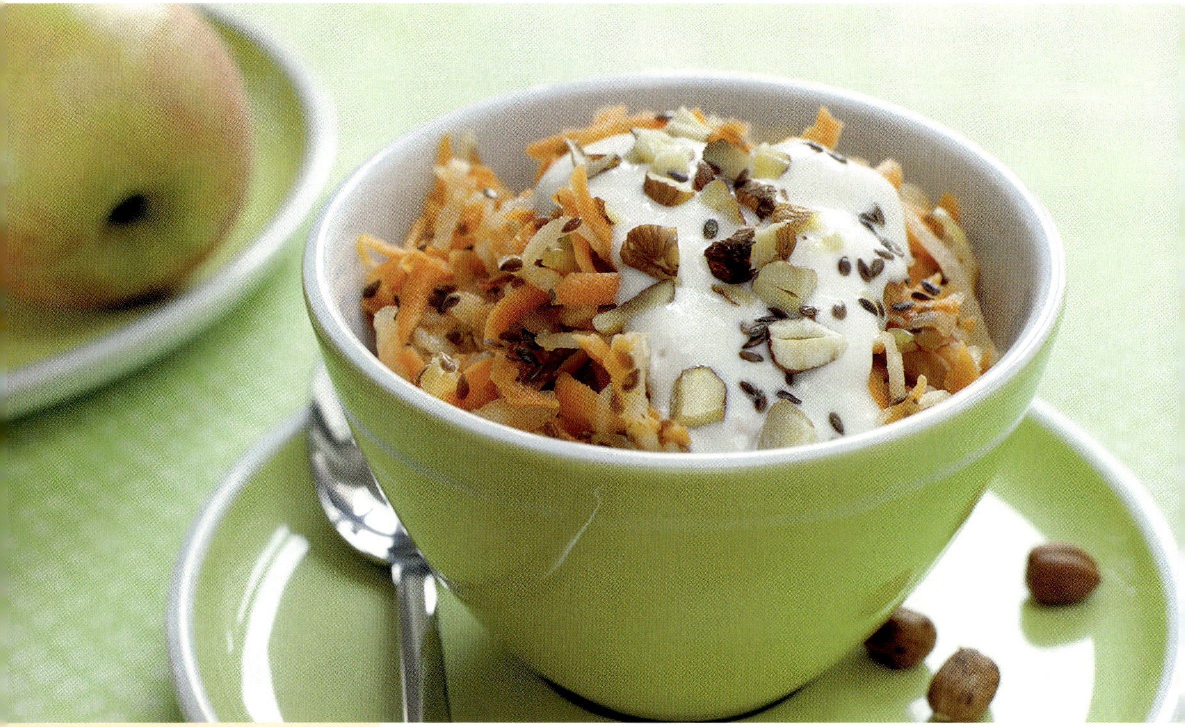

Zutaten

1 säuerlicher Apfel
1 EL Zitronensaft
1 große Möhre
2 TL Leinsamen
125 g Joghurt
2 TL Ahornsirup oder
1 Msp. Steviapulver
1 EL grob gehackte Haselnusskerne

- *Eiweiß*
- *Frühstück*
- *Für 1 Portion*

◆ Frischkost-Müsli

1. Den Apfel waschen, vierteln, entkernen und grob raspeln. Sofort mit dem Zitronensaft beträufeln. Die Möhre waschen, putzen, schälen und fein raspeln.
2. Apfel- und Möhrenraspel mischen und den Leinsamen unterrühren. Den Joghurt mit Ahornsirup bzw. Stevia verrühren und unter die Rohkost mischen. Mit den Nüssen bestreut servieren.

Tipp

Bereiten Sie die doppelte Menge zu. Wenn Sie das Müsli kühl aufbewahren, können Sie die zweite Hälfte als Snack am Nachmittag essen.

◆ Pflaumenmüsli

1. Die Pflaumen in kleine Stücke schneiden, mit wenig Wasser bedecken und über Nacht quellen lassen.
2. Am nächsten Tag Joghurt mit Agavendicksaft bzw. Stevia mischen und mit etwas Einweichwasser glatt rühren.
3. Haferflocken in eine kleine Schüssel geben, mit Joghurt und Pflaumen mischen. Mit dem Leinsamen bestreuen.

Tipp

Dieses Müsli ist besonders empfehlenswert, wenn Sie hin und wieder Verdauungsbeschwerden haben. Die Pflaumen bringen den Darm auf Trab, und der Leinsamen unterstützt diese Wirkung.

Zutaten

4 Trockenpflaumen
75 g Joghurt
2 TL Agavendicksaft oder
1 Msp. Steviapulver
3 EL Haferflocken
1 TL Leinsamen

◆ *Kohlenhydrate*
◆ *Frühstück*
◆ *Für 1 Portion*

◆ Dinkel-Zimt-Müsli

1. Dinkelkörner mit Wasser bedecken und über Nacht im Kühlschrank quellen lassen.
2. Am nächsten Tag die Körner mit dem Einweichwasser zum Kochen bringen und bei schwacher Hitze in 30 Minuten garen. Dann den Dinkel abgießen, abtropfen und auskühlen lassen.
3. Joghurt mit Zimt und Honig bzw. Stevia mischen, die Dinkelkörner unterrühren und alles mit den gehackten Nüssen bestreuen.

Tipp

Bereiten Sie die doppelte Menge Dinkel zu und verwenden Sie den Rest für den Dinkel-Paprika-Salat mit Schafskäse (Seite 118).

Zutaten

40 g Dinkelkörner
125 g Joghurt
1 TL Zimt
2 TL Honig oder
1 Msp. Steviapulver
1 EL gehackte Haselnüsse

◆ *Kohlenhydrate*
◆ *Frühstück*
◆ *Für 1 Portion*

Zutaten

1 Vollkornbrötchen
3 EL körniger Frischkäse
100 g Mungobohnen-sprossen

- *Kohlenhydrate*
- *Frühstück*
- *Für 1 Portion*

Vitalbrötchen

1. Das Brötchen halbieren, leicht aushöhlen und in die untere Hälfte den körnigen Frischkäse geben.
2. Die Sprossen verlesen, waschen, abtropfen lassen und die Hälfte davon auf dem Frischkäse verteilen. Die obere Hälfte des Brötchens darauf legen. Die restlichen Sprossen dazu essen.

Tipp

Frische Mungobohnensprossen bekommen Sie in gut sortierten Supermärkten. Sie sind aber auch ganz leicht selbst zu ziehen: Samen bekommen Sie im Reformhaus oder Bioladen.

Zutaten

2 Salatblätter
1 Tomate
2 Scheiben Vollkornknäckebrot
2 EL saure Sahne
6 dünne Scheiben Rinder- oder Lammsalami
Pfeffer
Meersalz

- *Kohlenhydrate*
- *Frühstück*
- *Für 1 Portion*

Salamiknäckebrot mit Tomate

1. Die Salatblätter waschen, abtropfen lassen und in Streifen schneiden. Die Tomate waschen, vom Stielansatz befreien und in dünne Scheiben schneiden.
2. Die Knäckebrote mit der sauren Sahne bestreichen. Mit Salatstreifen, vier Tomatenscheiben und der Salami belegen.
3. Restliche Tomatenscheiben mit Pfeffer und Salz leicht würzen und zu den Knäckebroten essen.

◆ Gurke mit Forellencreme

1. Die Gurke schälen und in 1 Zentimeter dicke Scheiben schneiden. Den Dill waschen, trockentupfen und etwas kleiner zupfen.
2. Das Forellenfilet in feine Streifen schneiden. Den Frischkäse mit dem Meerrettich glatt rühren und die Forellenstreifen unterrühren.
3. Die Gurkenscheiben leicht salzen, mit der Forellencreme bestreichen und mit Dill garnieren.

Tipp

Statt der Salatgurke können Sie auch eine Mini-Gurke verwenden, diese ist dünner und ergibt daher mehr leckere Häppchen.

Zutaten

150 g Salatgurke
einige Stängel Dill
1 geräuchertes Forellenfilet
30 g Frischkäse
1 EL Meerrettich aus dem Glas
Meersalz

- *Kombi/Neutral*
- *Snack*
- *Für 1 Portion*

◆ Hausgebeizter Lachs

1. Salz, Stevia oder Honig und Gewürze mischen. Dill waschen, trockentupfen und grob hacken.
2. Den Fisch kalt abbrausen und mit Küchenpapier trockentupfen. Den Lachs mit der Gewürzmischung einreiben, dick mit Dill bedecken, dann fest in Alufolie wickeln. Mit einem Holzbrett beschweren und den Fisch im Kühlschrank 24 Stunden beizen.
3. Anschließend mit dem Öl beträufeln und eingepackt weitere 24 Stunden reifen lassen. Den Lachs aus der Folie nehmen, mit Küchenpapier säubern und trocknen und portionsweise in dünne Scheiben schneiden.

Tipp

Achten Sie darauf, dass der Fisch wirklich frisch ist. Der hausgebeizte Lachs passt sehr gut zu frischen Salaten und ist ein feiner Brotbelag. Sie können ihn auch für diverse Rezepte verwenden: Lachsröllchen auf Kressebett (Seite 51), Gurkenschiffchen mit Eier-Lachs-Tatar (Seite 109) oder Avocado mit Lachscreme (Seite 74).

Zutaten

3 leicht gehäufte TL Salz
1/2 TL Steviapulver
oder 2 EL Honig
1 TL zerstoßene Pfefferkörner
5 Wacholderbeeren
Pimentkörner
Thymian
1 Bund Dill
1 Lachsfilet, ca. 750 g
1 EL hochwertiges Öl

- *Kombi/Neutral*
- *Snack*

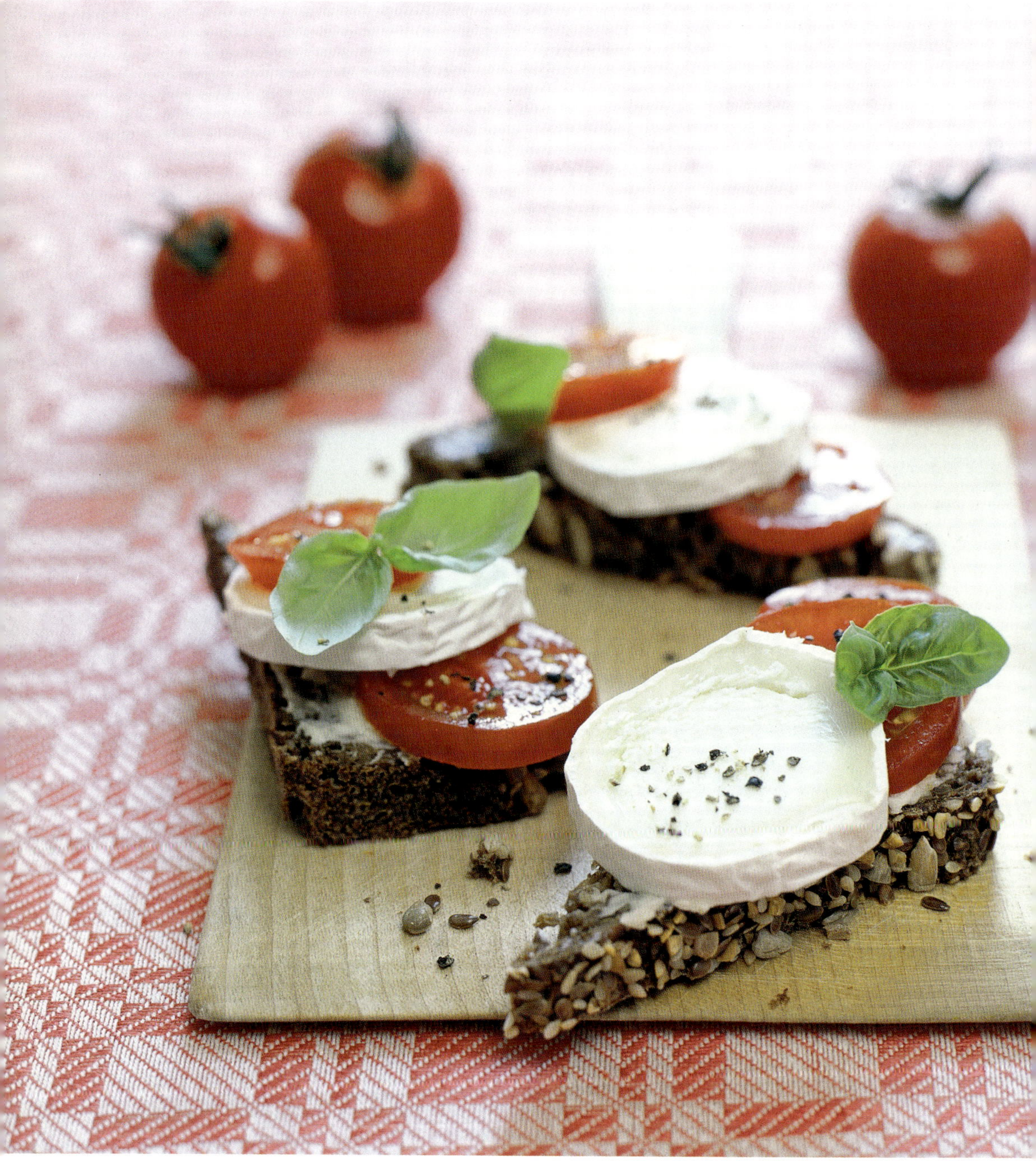

◆ Basilikum-Tomaten-Häppchen

1. Die Tomate waschen, vom Stielansatz befreien, in 1/2 Zentimeter dicke Scheiben schneiden und leicht salzen.
2. Den Käse in vier Scheiben schneiden. Das Basilikum waschen, trockenschütteln und vier Blättchen beiseite legen. Die restlichen Blättchen fein hacken und die Tomatenscheiben darin wenden.
3. Das Brot toasten, in vier gleich große Teile schneiden, mit der Butter bestreichen und mit den Tomatenscheiben und dem Käse belegen.
4. Mit den Basilikumblättchen garniert servieren

Zutaten

1 Tomate, Meersalz
60 g Ziegenkäse
10–12 Blättchen Basilikum
1 Scheibe Vollkornbrot
1 EL Butter

◆ *Kohlenhydrate*
◆ *Snack*
◆ *Für 1 Portion*

◆ Garnelen-Saté-Spießchen

1. Die Selleriestangen putzen, waschen, eventuelle Fäden abziehen und Sellerie in 10 Zentimeter lange Stifte schneiden.
2. Den Knoblauch schälen und durch eine Presse drücken. Die Chilischote waschen, halbieren, entkernen und in sehr feine Würfel schneiden. Aus Knoblauch, Chili, Salz und Sesamöl eine Marinade rühren.
3. Die Garnelen schälen und dabei den Darm entfernen. Mit kaltem Wasser abspülen und mit Küchenpapier trockentupfen. Je vier Garnelen auf einen kleinen Holzspieß stecken, mit der Marinade bestreichen und 10 Minuten ziehen lassen.
4. Eine beschichtete Pfanne erhitzen und die Spießchen darin rundum etwa 3 bis 4 Minuten braten. Mit den Selleriestiften servieren.

Zutaten

2 Stangen Staudensellerie
1–2 Knoblauchzehen
1 kleines Stück rote Chilischote
Meersalz
2 EL Sesamöl
16 mittelgroße Garnelen

◆ *Eiweiß*
◆ *Snack*
◆ *Für 1 Portion*

Zutaten

1 Scheibe Vollkornbrot
50 g Camembert
1 kleines Bund Schnittlauch
3 EL Quark, 20 % Fett i. Tr.
Meersalz

- *Kohlenhydrate*
- *Snack*
- *Für 1 Portion*

Camembert-Canapés

1. Das Brot in sechs gleich große Teile schneiden. Den Käse in sechs Scheiben schneiden. Den Schnittlauch waschen, trockenschütteln und in Röllchen schneiden.
2. Quark mit Salz und der Hälfte des Schnittlauchs cremig verrühren. Die Brotscheiben mit dem Quark bestreichen, den Käse darauf verteilen und alles mit den restlichen Schnittlauchröllchen garnieren.

Tipp

Sie können die Canapés nach Belieben nett anrichten, z. B. mit kleinen Papierfähnchen dekorieren.

Zutaten

2 Eier
4 EL Kresse
4 Sardellenfilets
1 TL Senf
1 EL Crème fraîche
einige Salatblätter

- *Eiweiß*
- *Snack*
- *Für 1 Portion*

Sardelleneier

1. Die Eier hart kochen, mit kaltem Wasser abschrecken, schälen und abkühlen lassen. Die Eier halbieren und die Eigelbe herauslösen. Kresse waschen und trockenschütteln.
2. Von den Sardellenfilets die kleinen Grätchen entfernen und die Sardellen in kleine Stücke schneiden. Die Eigelbe mit Senf, Crème fraîche und den Sardellenstückchen vermischen. Die Eihälften damit füllen.
3. Die Salatblätter waschen und abtropfen lassen. Die Eihälften mit der Kresse garnieren und auf Salatblättern anrichten.

◆ Pumpernickel mit Bündner Fleisch

1. Die Gurke schälen, fünf dünne Scheiben abschneiden und beiseite legen. Den Rest der Gurke in kleine Würfel schneiden und leicht salzen.
2. Pumpernickeltaler dünn mit dem Frischkäse bestreichen und mit den Gurkenscheiben belegen.
3. Das Bündner Fleisch zu kleinen Hütchen drehen, mit einer Olive füllen und mit Holzspießchen auf den Pumpernickeltalern feststecken. Mit den Gurkenwürfeln anrichten.

Tipp

Statt Bündner Fleisch können Sie auch Salamischeiben oder gebeizten Lachs verwenden.

Zutaten

1 kleine Salatgurke
Meersalz
5 Pumpernickeltaler
2 EL Frischkäse
5 Scheiben Bündner Fleisch
5 grüne Oliven ohne Stein

- *Kohlenhydrate*
- *Snack*
- *Für 1 Portion*

◆ Gurkenschiffchen mit Eier-Lachs-Tatar

1. Das Ei hart kochen, anschließend abschrecken, schälen, abkühlen lassen und fein hacken.
2. Die Gurke schälen, längs halbieren und die Kerne mit einem Löffel herausschaben. Von der Unterseite der Gurkenhälften einen Streifen abschneiden, damit sie stehen bleiben. Den Schnittlauch waschen, trockenschütteln und in Röllchen schneiden.
3. Joghurt, Crème fraîche und Senf verrühren. Den Lachs in kleine Würfel schneiden. Lachs und Ei mit der Sauce mischen, mit Salz und Pfeffer abschmecken und die Gurkenhälften damit füllen. Alles mit dem Schnittlauch bestreuen.

Tipp

Falls Sie keine Mini-Gurke bekommen, können Sie auch normale Salatgurke verwenden. Dann sollten Sie sie allerdings so zurechtschneiden, dass Schiffchen entstehen, also an den Enden jeweils die Kerne nicht herausschaben.

Zutaten

1 großes Ei
1 Mini-Gurke, ca. 150 g
1 kleines Bund Schnittlauch
125 g Joghurt
1 EL Crème fraîche
1 TL Senf
50 g gebeizter Lachs
Meersalz
Pfeffer

- *Eiweiß*
- *Snack*
- *Für 1 Portion*

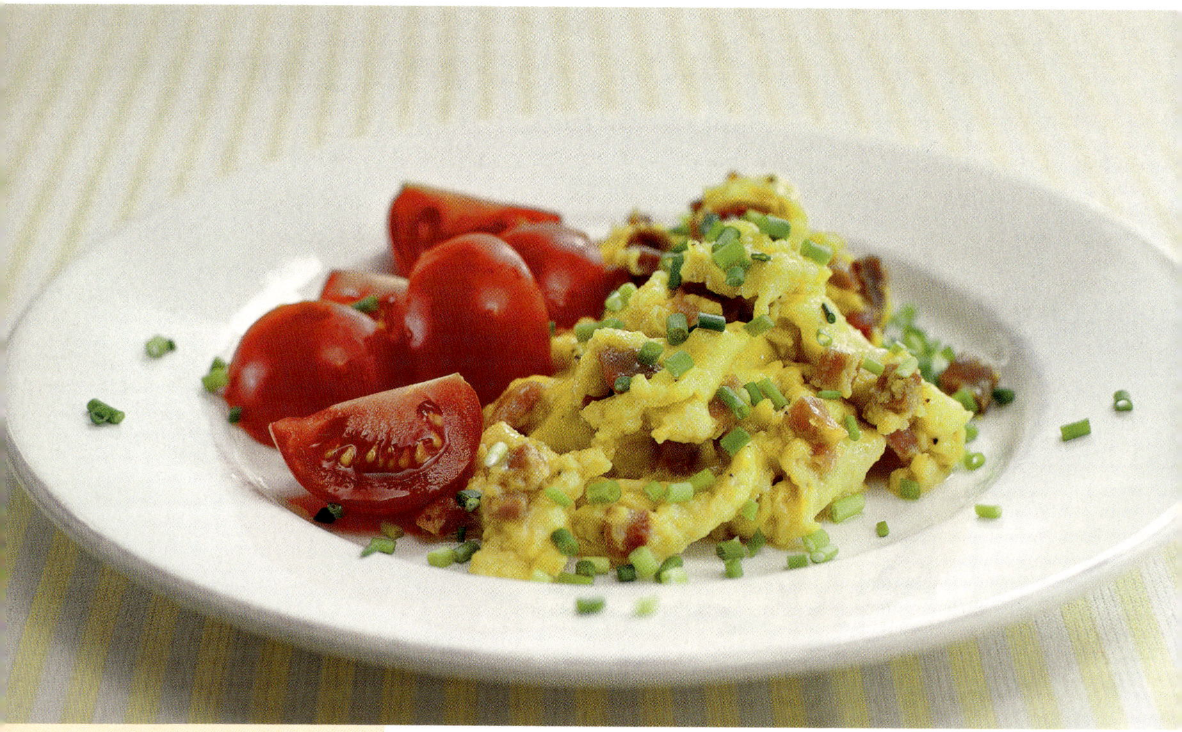

Zutaten

30 g roher Rinderschinken
10 Stängel Schnittlauch
2 Eier
2 EL Mineralwasser
Meersalz
2 Tomaten
1 TL Sonnenblumenöl

- *Eiweiß*
- *Frühstück*
- *Für 1 Portion*

◆ Schinkenrühreier mit Tomaten

1. Den Schinken in kleine Würfel schneiden. Den Schnittlauch waschen, trockenschütteln und in Röllchen schneiden. Die Eier mit dem Mineralwasser verquirlen und leicht salzen.
2. Die Tomaten waschen, von den Stielansätzen befreien und in schmale Spalten schneiden.
3. Das Öl in einer beschichteten Pfanne erhitzen und den Schinken darin anbraten. Die Eier darüber gießen und stocken lassen. Die Eiermasse zusammenschieben und zu einem Rührei fertig backen. Mit den Tomatenspalten anrichten und mit Schnittlauch bestreuen.

◆ Auberginen-Tortilla

1. Von der Aubergine den Stielansatz entfernen und die Frucht in etwa 1/2 Zentimeter dicke Scheiben schneiden. Das Öl in einer Pfanne erhitzen, die Auberginenscheiben hinzufügen, mit Salz und Pfeffer würzen und unter Wenden garen. Die Auberginen beiseite stellen.
2. Die Eier in einer Schüssel verquirlen, Mineralwasser und Salz zugeben und mit einer Gabel oder Schneebesen schaumig schlagen. Die Butter in einer beschichteten Pfanne nicht zu stark erhitzen und die Eimasse eingießen. Die Pfanne mehrmals kurz rütteln, damit nichts anbackt.
3. Die Auberginenscheiben zugeben und leicht unterrühren. Die Pfanne zudecken und die Tortilla auf kleinster Stufe langsam stocken lassen.
4. Die Tomate waschen, den Stielansatz entfernen und die Tomate in Viertel schneiden. Die Tortilla mit Oregano bestreuen und mit der Tomate servieren.

Zutaten

1 kleine Aubergine
2 EL Olivenöl
Meersalz
Pfeffer
2 Eier
2 EL Mineralwasser
1 TL Butter
1 Tomate
1 EL Oregano

- *Eiweiß*
- *Snack*
- *Für 1 Portion*

◆ Mozzarella-Tomaten-Snack

1. Die Tomate waschen und vom Stielansatz befreien.
2. Tomate und Mozzarella in dünne Scheiben schneiden, leicht salzen und mit den Basilikumblättchen garnieren.

Tipp

Fleischtomaten sind besonders festfleischig und aromatisch. Als Alternative können Sie auch 3 bis 4 Flaschen- oder Strauchtomaten verwenden.

Zutaten

1 Fleischtomate
80 g Mozzarella
Meersalz
8 Basilikumblättchen

- *Kombi/Neutral*
- *Snack*
- *Für 1 Portion*

Zutaten

1 Ei
2 Blätter Kopfsalat
75 g gegarte Krabben
75 g Joghurt
1 TL Mayonnaise
Meersalz
1/2 Papaya
1 Stängel glatte Petersilie

- *Eiweiß*
- *Snack*
- *Für 1 Portion*

◆ Gefüllte Papaya mit Krabbensalat

1. Das Ei hart kochen, mit kaltem Wasser abschrecken, schälen und in kleine Würfel schneiden.
2. Den Salat putzen, waschen, trockentupfen und fein hacken. Die Krabben mit einer Gabel grob zerdrücken.
3. Für das Dressing Joghurt mit Mayonnaise verrühren und leicht salzen. Das Dressing mit Eiwürfeln und Salat mischen und die Krabbenstückchen unterheben.
4. Die Kerne aus der Papaya schaben und die Papaya mit dem Krabbensalat füllen. Die Petersilie waschen, trockentupfen und etwas zerkleinern. Den Krabbensalat damit garnieren.

Tipp

Bereiten Sie die doppelte Menge zu. Gut gekühlt bleibt der Krabbensalat einen Tag lang frisch.

Zutaten

3 Champignons
4 Scheiben Roastbeef
3 Stängel Petersilie
1 EL Balsamessig
1 EL Walnussöl
Meersalz
Pfeffer
1/2 TL Thymian

- *Eiweiß*
- *Snack*
- *Für 1 Portion*

◆ Champignon-Roastbeef-Carpaccio

1. Die Champignons abreiben, putzen und in dünne Scheiben schneiden. Zusammen mit dem Roastbeef auf einem Teller anrichten.
2. Petersilie waschen, trockenschütteln und sehr fein hacken. Essig mit Öl, Salz, Pfeffer und Thymian verrühren. Das Dressing über das Carpaccio träufeln, alles mit der Petersilie bestreuen und servieren.

◆ Blattsalat mit Knoblauch-Croûtons

1. Radicchio und Rucola putzen, waschen, abtropfen lassen und in mundgerechte Stücke zerpflücken. Die Radieschen putzen und in Scheiben schneiden. Alles in eine Schüssel geben.
2. Den Schnittlauch waschen, trockenschütteln und in Röllchen schneiden. Den Majoran abbrausen, trockenschwenken und die Blättchen von den Stielen zupfen.
3. Für das Dressing die saure Sahne mit 2 Esslöffel Wasser, Schnittlauch, Salz, Majoran und Senf verrühren. Den Salat damit anmachen.
4. Für die Croûtons das Brötchen in kleine Würfel schneiden, den Knoblauch schälen und fein hacken. Butter in einer beschichteten Pfanne schmelzen lassen und die Brötchenwürfel zusammen mit dem Knoblauch bei mittlerer Hitze knusprig braten. Die Croûtons über den Salat streuen und servieren.

Zutaten

1 kleiner Radicchiosalat
1 kleines Bund Rucola
1/2 Bund Radieschen
1 kleines Bund Schnittlauch
1 Zweig Majoran
2 EL saure Sahne
Meersalz, 1 TL Senf
1 kleines Vollkornbrötchen vom Vortag
1 Knoblauchzehe, 1 EL Butter

- *Kohlenhydrate*
- *Snack*
- *Für 1 Portion*

◆ Putenbrustsalat auf Chicorée

1. Das Ei hart kochen, mit kaltem Wasser abschrecken, schälen, abkühlen lassen und fein hacken.
2. Vom Chicorée sechs schöne Blätter ablösen, waschen und abtropfen lassen. Den Rucola waschen, trockenschütteln, die harten Stiele entfernen und die Blätter sehr fein hacken. Die Petersilie waschen, trockentupfen und ebenfalls fein hacken.
3. Die Putenbrust in kleine Würfel schneiden, diese mit Eiern, Crème fraîche, Mayonnaise und Joghurt mischen. Mit Kräutersalz, Pfeffer und Meerrettich würzen.
4. Den gehackten Rucola und den Putenbrustsalat gleichmäßig in den Chicoréeblättern verteilen. Restlichen Chicorée der Länge nach vierteln. Zusammen mit den gefüllten Blättern auf einem Teller anrichten und mit Petersilie bestreuen.

Zutaten

1 Ei
1 Chicorée
1/2 Bund Rucola
1/2 Bund Petersilie
50 g geräucherte Putenbrust
1 EL Crème fraîche
1 TL Mayonnaise
80 g Joghurt
Kräutersalz, Pfeffer
1 TL Meerrettich aus dem Glas

- *Eiweiß*
- *Snack*
- *Für 1 Portion*

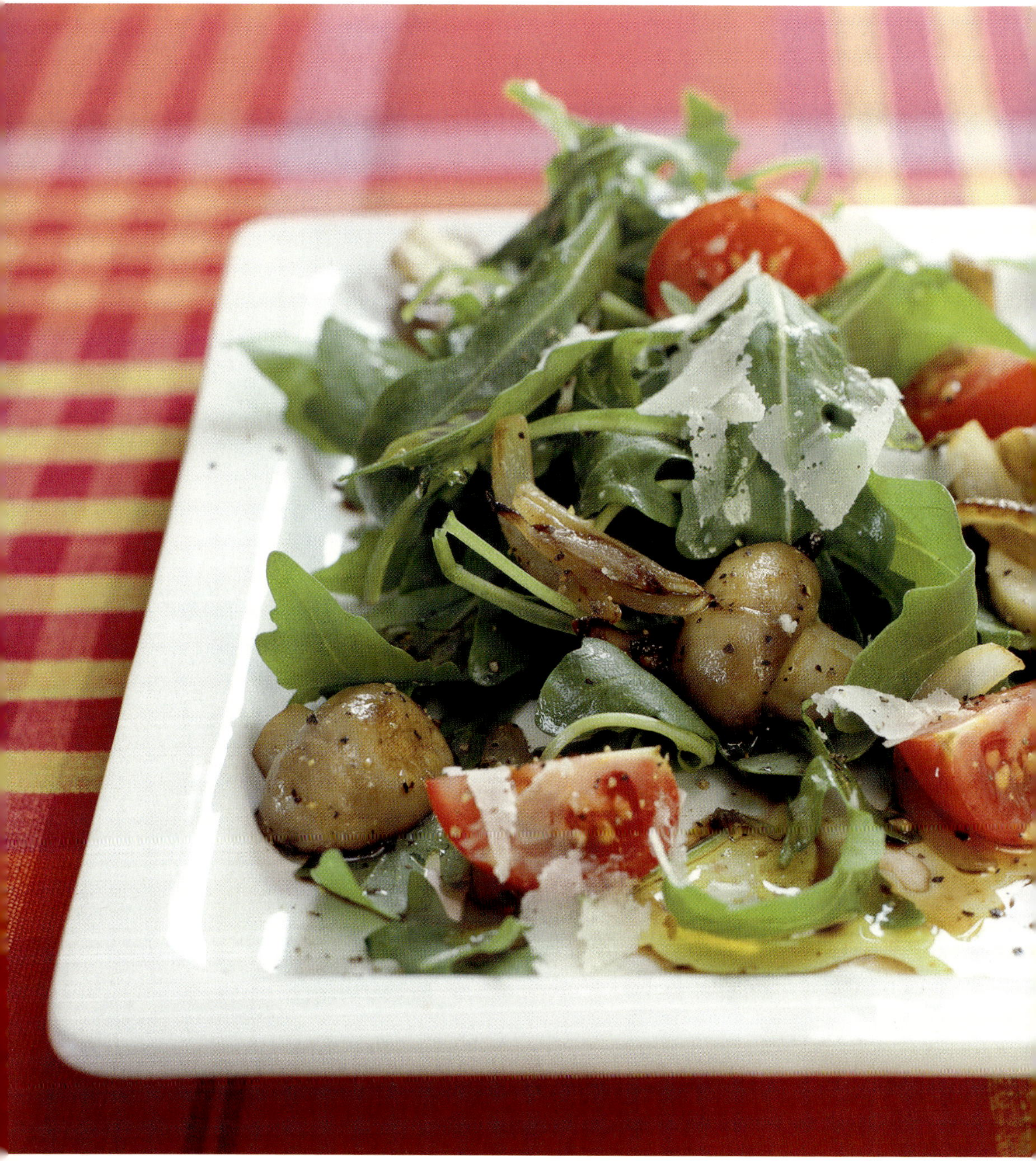

◆ Rucolasalat mit gebratenen Champignons

1. Die Champignons abreiben, putzen und in dünne Scheiben schneiden. Die Zwiebel schälen, halbieren und in schmale Streifen schneiden.
2. 1 Esslöffel Öl in einer beschichteten Pfanne erhitzen. Pilze und Zwiebelstreifen unter Rühren darin braten, bis alle Flüssigkeit verdampft ist. Mit Salz und Oregano würzen.
3. Den Rucola waschen, trockenschütteln, die harten Stiele abschneiden und die Blättchen in feine Streifen schneiden. Die Tomaten waschen und halbieren. Rucola auf einem Teller anrichten, leicht salzen und mit dem Essig und restlichen Öl beträufeln.
4. Die Pilze mit den Zwiebeln auf den Salat geben, die Tomatenhälften darauf verteilen und den Parmesan darüber reiben.

Zutaten

100 g Champignons
1 kleine Zwiebel
2 EL Olivenöl, Meersalz
1/2 TL Oregano
1 kleines Bund Rucola
6 Kirschtomaten
1 EL Balsamessig
20 g Parmesan

◆ *Kombi/Neutral*
◆ *Snack*
◆ *Für 1 Portion*

◆ Nudelsalat

1. Die Nudeln in kochendem Salzwasser bissfest garen, dann abgießen und abtropfen lassen.
2. Die Möhre putzen, waschen, schälen, in kleine Würfel schneiden und mit den Erbsen in wenig leicht gesalzenem Wasser in 10 bis 12 Minuten gar dünsten, abgießen und abtropfen lassen.
3. Die Paprikaschote halbieren, entkernen, waschen und fein würfeln. Die Salami in kleine Würfel schneiden. Möhren und Erbsen mit den Paprika- und Salamiwürfeln mischen und die Nudeln unterrühren.
4. Für die Salatsauce Crème fraîche, Joghurt und Apfelessig verrühren und alles mit dem Kräutersalz pikant würzen. Die Petersilie waschen, trockentupfen und fein hacken.
5. Das Dressing über den Salat gießen und unterheben. Den Nudelsalat mit der Petersilie bestreuen.

Tipp

Der Nudelsalat lässt sich, in eine Plastikdose gefüllt, prima an den Arbeitsplatz mitnehmen. Gut gekühlt bleibt er einige Stunden frisch.

Zutaten

80 g Tagliatelle
Meersalz
1 Möhre
100 g Erbsen, TK
1 kleine rote Paprikaschote
50 g Rindersalami
1 EL Crème fraîche
80 g Joghurt
1 TL Apfelessig
Kräutersalz
1/2 Bund Petersilie

◆ *Kohlenhydrate*
◆ *Hauptgericht*
◆ *Für 1 Portion*

Zutaten

1/2 Stange Lauch
50 g Knollensellerie
1 Möhre
2 Tomaten
1 TL Butter
2 Blätter frischer Liebstöckel
1/2 TL Kümmel
225 ml Gemüsebrühe
2 EL Sahne
2 Geflügelwürstchen
3 Stängel Petersilie

- *Eiweiß*
- *Hauptgericht*
- *Für 1 Portion*

◆ Eintopf mit Würstchen

1. Den Lauch putzen, längs halbieren, gründlich waschen und in schmale Ringe schneiden. Sellerie und Möhre waschen, schälen und in kleine Stückchen schneiden. Die Stielansätze der Tomaten entfernen, Tomaten überbrühen, häuten und grob würfeln.
2. Die Butter in einem Topf schmelzen lassen. Lauch, Sellerie und Möhren hineingeben und unter Rühren anbraten. Die Tomatenwürfel, Liebstöckel und Kümmel zugeben. Die Brühe angießen, aufkochen lassen und die Suppe bei schwacher Hitze 15 Minuten köcheln lassen. Die Sahne unterrühren.
3. Die Würstchen zur Suppe geben und bei offenem Topf 5 Minuten sieden lassen. Die Petersilie waschen, trockentupfen und hacken. Vor dem Servieren über den Eintopf streuen.

Tipp

Liebstöckel würzt sehr intensiv, daher sollten Sie ihn nur vorsichtig dosieren. Wenn Sie die Blätter wie hier beschrieben ganz zu dem Eintopf geben, können Sie sie vor dem Servieren wieder herausnehmen.

Zutaten

200 g kleine Kartoffeln
1 kleine Zwiebel
1/2 Bund Schnittlauch
125 g Quark,
20 % Fett i. Tr.
2 EL Mineralwasser
Kräutersalz
1 Kohlrabi

- *Kohlenhydrate*
- *Hauptgericht*
- *Für 1 Portion*

◆ Pellkartoffeln mit Zwiebelquark

1. Die Kartoffeln mit Schale 25 Minuten garen. In der Zwischenzeit die Zwiebel schälen und fein würfeln. Den Schnittlauch waschen, trockenschütteln und in Röllchen schneiden.
2. Quark mit Mineralwasser cremig rühren. Zwiebeln und Schnittlauch unterrühren und salzen. Den Kohlrabi waschen, schälen und in schmale Spalten schneiden.
3. Die Kartoffeln abgießen und pellen, mit dem Zwiebelquark und Kohlrabispalten servieren.

Tipp

Wenn Sie die doppelte Menge Kartoffeln kochen, können Sie den Rest für den Apfel-Kartoffel-Salat (siehe rechts) verwenden.

◆ Apfel-Kartoffel-Salat

1. Die Kartoffeln mit Schale 25 Minuten kochen. Abkühlen lassen, schälen und in dünne Scheiben schneiden.
2. Den Apfel waschen, vierteln, entkernen und in kleine Würfel schneiden. Die Gewürzgurke klein hacken.
3. Für die Sauce die Mayonnaise mit Senf, Essig und Brühe verrühren. Apfel- und Gurkenwürfel unterrühren und alles mit den Kartoffeln mischen.
4. Den Schafskäse darüber zerbröseln. Den Dill waschen, trockentupfen, hacken und über den Salat streuen. Die Tomaten waschen, aufschneiden, vom Stielansatz befreien und zum Salat servieren.

Tipp

Sie können für das Rezept auch restliche Kartoffeln von einem anderen Gericht verwenden, z. B. von den Pellkartoffeln mit Zwiebelquark (siehe links). Sie können den Kartoffelsalat gut einen Tag vorher zubereiten und im Kühlschrank durchziehen lassen.

Zutaten

200 g kleine Kartoffeln
1 abgelagerter Apfel
1 Gewürzgurke
2 TL Mayonnaise
1 TL Senf
1 EL Obstessig
50 ml heiße Gemüsebrühe
30 g Schafskäse
einige Stängel Dill
2 Fleischtomaten

◆ *Kohlenhydrate*
◆ *Hauptgericht*
◆ *Für 1 Portion*

◆ Griechischer Salat mit Petersiliensauce

1. Den Salat waschen, putzen, zerpflücken und abtropfen lassen. Die Paprikaschote waschen, halbieren, putzen und klein würfeln. Die Tomate waschen, vom Stielansatz befreien und in schmale Spalten schneiden. Alles in einer Schüssel mischen.
2. Für das Dressing die Petersilie waschen, trockenschütteln und sehr fein hacken. Den Knoblauch schälen und durch eine Presse drücken. Öl mit Essig, 1 Esslöffel Wasser, Sojacreme und Kräutersalz kräftig verrühren, Petersilie und Knoblauch unterrühren.
3. Das Dressing zum Salat geben, und locker unterheben. Zum Schluss den Schafskäse grob über dem Salat zerbröseln.

Zutaten

1 Salatherz
1 gelbe Paprikaschote
1 Tomate, 5 Stängel Petersilie
1 Knoblauchzehe
1 EL kaltgepresstes
Olivenöl, 1 EL Obstessig
1 EL Sojacreme, Kräutersalz
80 g Schafskäse

◆ *Kombi/Neutral*
◆ *Snack*
◆ *Für 1 Portion*

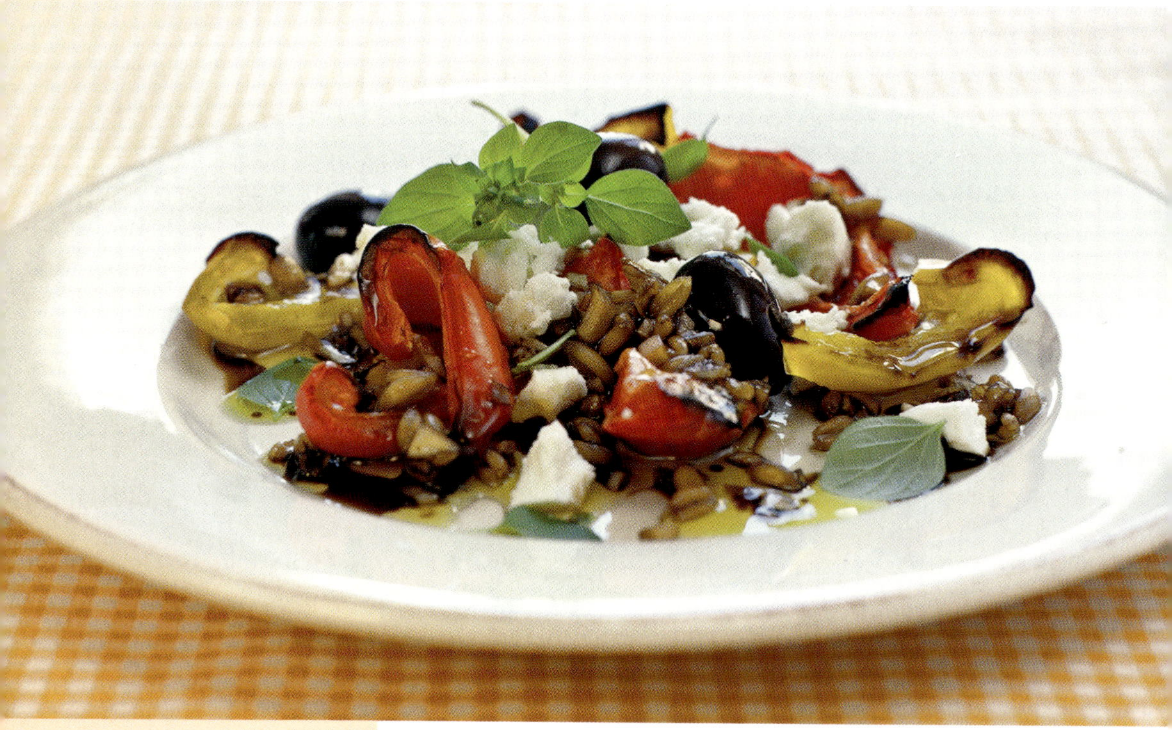

Zutaten

40 g Dinkelkörner
1 rote Paprikaschote
1 gelbe Paprikaschote
1 kleine Zwiebel
2 EL Balsamessig
1 EL Olivenöl
Pfeffer, Meersalz
1 TL Oregano, 6 Oliven
50 g Schafskäse

- *Kohlenhydrate*
- *Hauptgericht*
- *Für 1 Portion*

◆ Dinkel-Paprika-Salat mit Schafskäse

1. Dinkel mit Wasser bedecken und über Nacht im Kühlschrank quellen lassen. Am nächsten Tag mit dem Einweichwasser zum Kochen bringen und bei schwacher Hitze 30 Minuten garen. Abgießen, abtropfen und auskühlen lassen.
2. Den Backofen auf 200 °C vorheizen. Die Paprikaschoten halbieren, putzen, waschen, in breite Streifen schneiden und auf ein Backblech legen. Im Backofen 10 bis 15 Minuten braten. Dann herausnehmen, abkühlen lassen und auf einem Teller anrichten.
3. Für das Dressing die Zwiebel schälen und fein würfeln. Aus dem Essig, 2 Esslöffel Wasser, Öl, Zwiebeln, Pfeffer, Salz und Oregano eine Sauce rühren. Die Dinkelkörner unterrühren.
4. Das Dressing über die Paprikastreifen geben, Oliven darauf verteilen und den Schafskäse darüber zerbröseln.

◆ Geflügelsalat

1. Salzwasser zum Kochen bringen, die Hühnerbrust darin 30 Minuten köcheln lassen. Herausnehmen, abkühlen lassen und in kleine Würfel schneiden.
2. Sellerie schälen, waschen und klein würfeln. Etwas Wasser mit Zitronensaft und Salz zum Kochen bringen und die Selleriewürfel darin in 5 bis 6 Minuten bissfest garen. Von der Papaya die Kerne herausschaben und das Fruchtfleisch in kleine Stücke schneiden.
3. Für das Dressing Joghurt mit Mayonnaise, Senf, Fleischbrühe und Curry verrühren. Mit Salz und Agavendicksaft bzw. Stevia würzen. Sellerie, Fleisch und Papayastückchen mit dem Dressing vermischen.
4. Den Salat putzen, waschen, abtropfen lassen, in mundgerechte Stücke zerpflücken und dekorativ auf eine Platte legen. Den Geflügelsalat darauf anrichten. Die Petersilie waschen, trockentupfen und den Salat damit garnieren.

Zutaten

Meersalz, 200 g Hühnerbrust
100 g Knollensellerie
1 TL Zitronensaft
1/2 Papaya, 125 g Joghurt
1 TL Mayonnaise, 1 TL Senf
1 EL Fleischbrühe
1–2 TL Currypulver
1 TL Agavendicksaft oder
1 Prise Steviapulver
1 kleiner Kopfsalat
3 kleine Stängel Petersilie

- *Eiweiß*
- *Hauptgericht*
- *Für 1 Portion*

◆ Cevapcici mit Krautsalat

1. Den Weißkohl von den äußeren Blättern befreien, vierteln und den harten Strunk herauslösen. Den Kohl waschen und in feine Streifen hobeln. Mit Salz und Kümmel bestreuen und alles kräftig stampfen, damit der Kohl etwas mürbe wird.
2. Crème fraîche mit 2 Esslöffel Wasser, dem Senf und Essig glatt rühren. Das Dressing unter den Kohl mischen und den Salat etwa 30 Minuten ziehen lassen.
3. Für die Cevapcici die Zwiebel schälen und fein hacken. Den Knoblauch schälen und durch eine Presse drücken. Zwiebel und Knoblauch mit dem Hackfleisch mischen und mit Salz, Thymian und Pfeffer kräftig würzen. Aus dem Fleischteig kleine Röllchen formen und im heißem Öl von allen Seiten knusprig braten.
4. Die heißen Cevapcici mit dem Krautsalat servieren.

Zutaten

400 g Weißkohl
Meersalz, 1 TL Kümmel
2 EL Crème fraîche
1 TL Senf, 1 EL Obstessig
1 kleine Zwiebel
1 Knoblauchzehe
200 g Rinder- oder
Lammhackfleisch
1 TL Thymian, Pfeffer
1 EL Olivenöl

- *Eiweiß*
- *Hauptgericht*
- *Für 1 Portion*

Zutaten

3 küchenfertige Schollenfilets
2 EL Zitronensaft
Pfeffer
Kräutersalz
1/2 TL Kardamom
2 Scheiben frische Ananas
100 ml frisch gepresster Orangensaft
2 EL Sahne
50 g Feldsalat
1 rote Paprikaschote

- *Eiweiß*
- *Hauptgericht*
- *Für 1 Portion*

◆ Schollenröllchen mit fruchtigem Feldsalat

1. Den Backofen auf 160 °C vorheizen. Die Schollenfilets längs halbieren, waschen und mit Küchenpapier abtrocknen. Mit dem Zitronensaft marinieren und mit Pfeffer, Kräutersalz und etwas Kardamom zart würzen.
2. Eine Scheibe Ananas in sechs Stücke teilen, auf die Fischfilets verteilen, diese aufrollen und mit Holzspießchen feststecken. Die Röllchen in eine Auflaufform setzen.
3. Den Orangensaft mit Pfeffer, Salz und Kardamom abschmecken und die Fischröllchen damit übergießen. Mit Alufolie abdecken. Den Fisch im Backofen auf der mittleren Schiene 25 Minuten backen. 10 Minuten vor Ende der Garzeit die Folie entfernen und die Sahne in den Fond einrühren.
4. Den Salat putzen, waschen, abtropfen lassen und mundgerecht zerteilen. Die Paprikaschote waschen, halbieren, putzen und klein würfeln. Die zweite Ananasscheibe in kleine Stücke schneiden. Feldsalat, Paprika und Ananasstücke auf eine Platte geben. Die Schollenröllchen mit der Sauce darauf anrichten.

Zutaten

1 Salatgurke, 1 Zwiebel
1–2 Knoblauchzehen
einige Stängel Dill
1 Scheibe Schwertfisch, 200 g
Meersalz
Pfeffer
1 EL Sonnenblumenöl
4 dünne Zitronenscheiben

- *Eiweiß*
- *Hauptgericht*
- *Für 1 Portion*

◆ Schwertfisch aus dem Wok

1. Die Gurke schälen, halbieren und die Kerne mit einem Löffel herausschaben. Die Gurke in kleine Würfel schneiden. Zwiebel und Knoblauch schälen und beides in feine Scheiben schneiden. Den Dill waschen, trockenschwenken und fein hacken.
2. Den Fisch waschen, mit Küchenpapier abtrocknen, in 5 Zentimeter große Stücke schneiden und mit Salz und Pfeffer würzen.
3. Den Wok heiß werden lassen und das Öl darin erhitzen. Knoblauch kurz anbraten, die Fischstücke zugeben und diese von jeder Seite 1 bis 2 Minuten braten. Dann den Fisch herausnehmen und beiseite stellen.
4. Die Zwiebelscheiben im restlichen Öl glasig werden lassen, Gurkenwürfel und Salz zugeben und unter Rühren 2 Minuten bissfest garen. Die Fischstücke auf das Gemüse legen, mit Dill bestreuen und mit den Zitronenscheiben garnieren.

◆ Viktoriabarsch mit Brokkoli

1. Die Pinienkerne in einer beschichteten Pfanne ohne Fett goldbraun rösten, dann beiseite stellen. Den Brokkoli waschen, putzen und zerteilen. Die Stiele in kleine Stücke schneiden. Alles in kochendem Salzwasser in 8 bis 10 Minuten bissfest garen.
2. Den Fisch waschen, abtrocknen und salzen. Den Knoblauch schälen und hacken. Das Öl in einer beschichteten Pfanne erhitzen und den Knoblauch darin bei schwacher Hitze anbraten. Den Fisch zugeben und von jeder Seite 4 bis 5 Minuten braten.
3. Brokkoli abtropfen lassen. Kräuterbutter und Pinienkerne darüber geben und mit dem Fischfilet servieren.

Zutaten

1 EL Pinienkerne
400 g Brokkoli, Meersalz
1 Viktoriabarschfilet, 200 g
1 Knoblauchzehe
1 EL Sonnenblumenöl
10 g Kräuterbutter

- *Eiweiß*
- *Hauptgericht*
- *Für 1 Portion*

Tipp

Wenn Sie 200 Gramm Brokkoli mehr kochen und 2 Fischfilets zubereiten, haben Sie schon zwei wichtige Bestandteile für den Bunten Fischsalat (siehe unten).

◆ Bunter Fischsalat

1. Den Brokkoli waschen, putzen und zerteilen, die Stiele in kleine Stücke schneiden. Alles in kochendem Salzwasser in 8 bis 10 Minuten bissfest garen. Dann abgießen und abtropfen lassen.
2. Den Fisch waschen, abtrocknen und salzen. 1/2 Esslöffel Öl erhitzen und den Fisch von jeder Seite 4 bis 5 Minuten braten.
3. Die Paprikaschote halbieren, putzen, waschen und klein würfeln. Die Tomate waschen, vom Stielansatz befreien und in Scheiben schneiden. Die Paprikawürfel in einer Schüssel mit Tomaten, Mais und Brokkoli mischen.
4. Die Zwiebel schälen und fein hacken. Essig mit 3 Esslöffel Wasser, Salz und Pfeffer verrühren. Das restliche Öl unterschlagen und die Zwiebelwürfel unterrühren.
5. Petersilie waschen, trocknen und fein hacken. Die Sauce über den Salat gießen und alles mischen. Das Fischfilet in Stücke teilen, auf den Salat legen und mit Petersilie bestreuen.

Zutaten

200 g Brokkoli, Salz
1 Fischfilet, 200 g
1 1/2 EL Sonnenblumenöl
1 kleine Paprikaschote
1 Tomate
2 EL Maiskörner, TK
1 kleine Zwiebel
1 EL Balsamessig, Pfeffer
3 Stängel Petersilie

- *Eiweiß*
- *Hauptgericht*
- *Für 1 Portion*

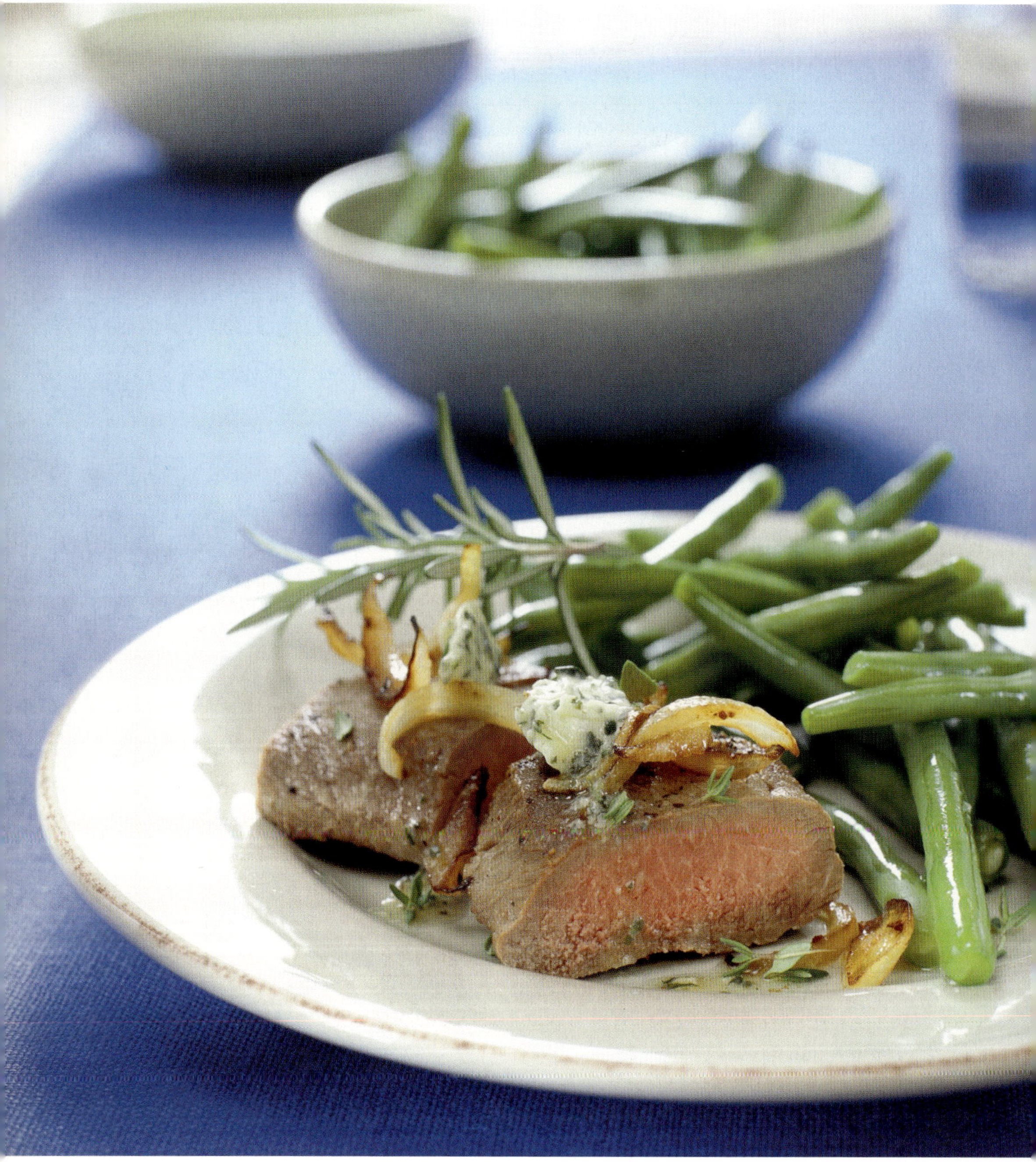

◆ Lamm mit grünen Bohnen

1. Die Bohnen waschen und putzen. Salzwasser zum Kochen bringen. Bohnen und Bohnenkraut zugeben, in 12 bis 14 Minuten bissfest garen. Das Bohnenkraut entfernen.
2. Das Fleisch kurz abwaschen und mit Küchenpapier trockentupfen. Das Öl mit Thymian, Rosmarin und Salz verrühren und das Lammfleisch damit bestreichen. Zwiebel und Knoblauch schälen, Zwiebel in feine Streifen und Knoblauch in Scheibchen schneiden.
3. Eine beschichtete Pfanne erhitzen und das Fleisch darin von jeder Seite 2 bis 3 Minuten braten. Zwiebeln und Knoblauch zugeben und glasig werden lassen. Die Bohnen aus dem Wasser nehmen und abtropfen lassen. Zusammen mit dem Fleisch und der Kräuterbutter auf einem Teller anrichten.

Zutaten

400 g grüne Bohnen
Meersalz
1 Zweig Bohnenkraut
200 g Lammfilet
1 EL Olivenöl
je 1 TL Thymian
und Rosmarin
1 Zwiebel, 1 Knoblauchzehe
10 g Kräuterbutter

◆ *Eiweiß*
◆ *Hauptgericht*
◆ *Für 1 Portion*

◆ Herzhafte Wirsingrouladen

1. Vier Wirsingblätter ablösen, Blattrippen flach schneiden, die Wirsingblätter 2 Minuten in kochendem Salzwasser blanchieren, mit kaltem Wasser abschrecken und abtropfen lassen.
2. Zwiebel schälen und fein würfeln. Die Hälfte mit Hackfleisch, Eigelb, Pfeffer, Salz und Thymian vermischen. Zwei Frikadellen formen, mit dem Schinken umwickeln. In zwei Kohlblätter einrollen, die Seiten einschlagen und mit Küchengarn umwickeln.
3. Das Öl in einem kleinen Bräter erhitzen, Rouladen und restliche Zwiebeln zufügen und bei mittlerer Hitze rundum anbraten. Die Brühe angießen, Pfeffer, Thymian und Lorbeerblatt zugeben und zugedeckt 40 Minuten köcheln lassen.
4. Den restlichen Wirsing in schmale Streifen schneiden. Butter in einem Topf erhitzen und die Wirsingstreifen darin unter Rühren anschmoren. Mit Muskat würzen und zugedeckt bei geringer Hitze 10 Minuten dünsten. Die saure Sahne einrühren.
5. Die Rouladen aus dem Topf nehmen. Den Fond mit Salz, Senf und Sambal Oelek würzen und mit der Sahne verfeinern. Rouladen mit Sauce und Wirsinggemüse anrichten.

Zutaten

1 kleiner Kopf Wirsing
Meersalz, 1 kleine Zwiebel
200 g Rinderhackfleisch
1 kleines Eigelb
Pfeffer, Thymian
4 Scheiben Rinderschinken
1 EL Sonnenblumenöl
1/4 l Gemüsebrühe
1 Lorbeerblatt
1 EL Butter, Muskat
1 EL saure Sahne, 1 TL Senf
1 Msp. Sambal Oelek
2 EL Sahne

◆ *Eiweiß*
◆ *Hauptgericht*
◆ *Für 1 Portion*

Zutaten

200 g Möhren
200 g Blumenkohl
Meersalz
70 g Sahne
80 ml Gemüsebrühe
30 g geriebener Greyerzer
10 g Schmelzkäse
20 g geriebener Gouda
1 Msp. Chilipulver

- *Eiweiß*
- *Hauptgericht*
- *Für 1 Portion*

◆ Gemüsegratin mit Dreikäsesauce

1. Die Möhren waschen, putzen, schälen und fein würfeln. Den Blumenkohl waschen, putzen und in sehr kleine Röschen teilen. Beides in kochendem Salzwasser etwa 8 Minuten garen, herausnehmen, abtropfen lassen und in eine feuerfeste Form geben. Den Backofen auf 175 °C vorheizen.
2. Die Sahne mit der Brühe vermischen. Die drei Käsesorten unterrühren, alles aufkochen lassen und mit Chilipulver würzen. Die Sauce über das Gemüse gießen und im Ofen etwa 20 Minuten überbacken, bis sich eine leichte Kruste gebildet hat.

Tipp

Sie können die Käsesorten auch variieren, achten Sie jedoch darauf, dass Sie das Verhältnis von Schmelz- und Hart- bzw. Schnittkäse beibehalten.

Zutaten

2 reife Tomaten
1 kleine Aubergine
1 kleine Zucchini
1 kleine rote Paprikaschote
1–2 Knoblauchzehen
1 EL Olivenöl
1 TL Kräuter der Provence
1/2 TL Sambal Oelek
Meersalz
50 g Ziegenkäse
1 EL Pinienkerne

- *Eiweiß*
- *Hauptgericht*
- *Für 1 Portion*

◆ Ratatouille mit Ziegenkäse

1. Die Stielansätze der Tomaten entfernen, Tomaten überbrühen, häuten und grob würfeln.
2. Aubergine und Zucchini waschen, putzen und die Früchte in kleine Würfel schneiden. Die Paprikaschote halbieren, putzen, waschen und grob würfeln. Knoblauch schälen und hacken.
3. Das Öl in einer beschichteten Pfanne erhitzen, den Knoblauch darin anbraten. Auberginen-, Zucchini- und Paprikawürfel zugeben und unter Rühren 5 Minuten schmoren lassen. Die Tomaten unterrühren, mit Kräutern der Provence, Sambal Oelek und Salz würzen und zugedeckt 10 Minuten köcheln lassen.
4. Den Ziegenkäse in Würfel schneiden, auf das Ratatouille geben und alles mit den Pinienkernen bestreuen.

◆ Gemüse-Reis-Topf mit Pfifferlingen

1. Den Reis mehrmals waschen, bis das Wasser klar ist. In einen Topf geben, mit leicht gesalzenem Wasser bedecken und bei schwacher Hitze 30 Minuten köcheln lassen. Den Herd ausschalten und den Reis 10 Minuten quellen lassen.
2. Die Möhren waschen, putzen, schälen und fein würfeln. Zuckerschoten waschen, putzen und halbieren. Die Butter in einem Topf schmelzen lassen. Das Gemüse unter Rühren anbraten, mit der Brühe ablöschen und zugedeckt in 8 Minuten bissfest garen.
3. Die Frühlingszwiebel putzen und waschen. Das Grün in Röllchen, das Weiße in kleine Würfel schneiden. Die Pfifferlinge putzen und grob zerkleinern. Das Öl erhitzen und die Frühlingszwiebeln darin bei schwacher Hitze glasig werden lassen. Die Pilze zufügen, pfeffern, salzen und 10 Minuten braten.
4. Die Petersilie waschen, trockentupfen und hacken. Das Gemüse abtropfen lassen und zu den Pilzen geben. Den Reis unterrühren, mit Curry und Salz würzen und mit Petersilie bestreuen.

Zutaten

60 g Naturreis, Meersalz
150 g Möhren
125 g Zuckerschoten
1 TL Butter
200 ml Gemüsebrühe
1 Frühlingszwiebel
150 g Pfifferlinge
1 TL Sonnenblumenöl
Pfeffer
1/2 Bund Petersilie
1 TL Currypulver

- *Kohlenhydrate*
- *Hauptgericht*
- *Für 1 Portion*

◆ Rosenkohlsalat mit Eier-Kräuter-Sauce

1. Die Eier hart kochen, mit kaltem Wasser abschrecken, schälen, abkühlen lassen und fein würfeln.
2. Den Rosenkohl waschen, putzen, halbieren und in wenig Salzwasser in 12 Minuten bissfest garen, dann herausnehmen und abtropfen lassen.
3. Den Salat putzen, waschen und in mundgerechte Stücke zerpflücken. Die Sprossen waschen, verlesen und abtropfen lassen. Den Salat und den Rosenkohl auf einer Platte anrichten.
4. Die Kräuter waschen, trockenschütteln und sehr fein hacken. Die saure Sahne mit Joghurt, Senf, Essig und Salz gut verrühren und die gehackten Kräuter untermischen.
5. Die Eier unter die Sauce heben. Die Sauce über den Salat geben und die Sprossen darüber streuen.

Zutaten

2 Eier
200 g Rosenkohl, Meersalz
1 kleiner Eichblattsalat
30 g Sprossen, Mungobohnen oder Alfalfa
1 kleines Bund gemischte Kräuter
2 EL saure Sahne, 100 g Joghurt, 1 TL Senf
1 EL Obstessig

- *Eiweiß*
- *Hauptgericht*
- *Für 1 Portion*

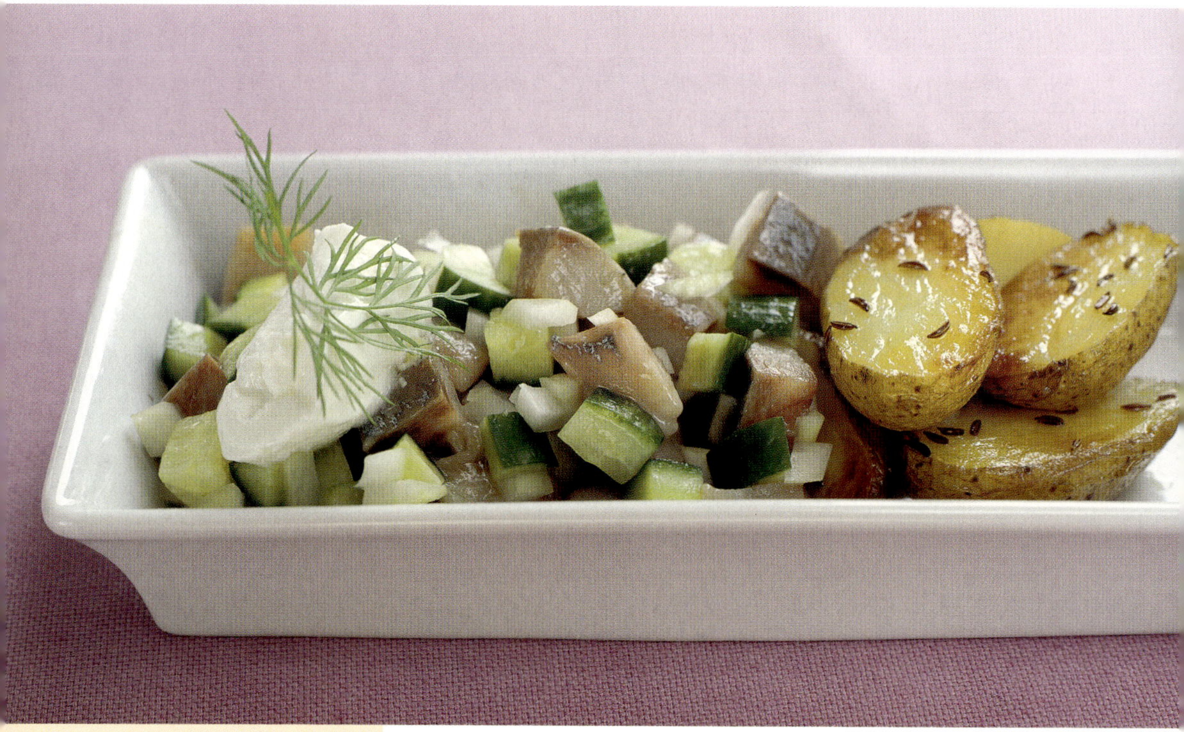

Zutaten

200 g kleine fest-kochende Kartoffeln
1 EL Sonnenblumenöl
1 TL Kümmel, Meersalz
1 kleine Zwiebel
2 Matjesfilets
1 Salatgurke
2 Stängel Dill
2 EL saure Sahne

- *Kohlenhydrate*
- *Hauptgericht*
- *Für 1 Portion*

◆ Kartoffeln vom Blech mit Matjestatar

1. Den Backofen auf 200 °C vorheizen. Die Kartoffeln waschen und der Länge nach halbieren. Ein Backblech mit Öl bestreichen, etwas Kümmel und Salz darauf verteilen und die Kartoffeln mit der Schnittfläche auf das Blech setzen. Auf der mittleren Schiene 30 Minuten backen.
2. In der Zwischenzeit die Zwiebel schälen und fein hacken. Die Matjesfilets säubern, entgräten und in kleine Würfel schneiden. Die Gurke schälen, entkernen und klein würfeln. Zwiebel-, Matjes- und Gurkenwürfel mischen.
3. Den Dill waschen und trockenschütteln. Kartoffeln und Matjestatar auf einen Teller geben und mit der sauren Sahne und dem Dill garnieren.

◆ Kartoffel-Auberginen-Gratin

1. Die Kartoffeln schälen, waschen, in kleine Würfel schneiden, mit Salzwasser knapp bedecken und zugedeckt in 20 bis 25 Minuten weich kochen. Anschließend im eigenen Kochwasser stampfen und mit Sahne und Muskat verfeinern.
2. Die Aubergine waschen, den Stielansatz entfernen und die Frucht in 1 Zentimeter dicke Scheiben schneiden. Das Öl in einer beschichteten Pfanne erhitzen. Die Auberginenscheiben darin bei mittlerer Hitze von beiden Seiten braun braten, mit Salz und Oregano würzen. Den Backofen auf 200 °C vorheizen.
3. Den Kartoffelbrei in eine Auflaufform geben und die Auberginenscheiben dachziegelartig darauf verteilen. Mit dem Käse belegen. Im Backofen 15 Minuten überbacken.

Zutaten

200 g Kartoffeln
Meersalz, 2 EL Sahne
Muskat
1 Aubergine
2 EL Olivenöl
1 TL Oregano
60 g Allgäuer Emmentaler in Scheiben

◆ *Kohlenhydrate*
◆ *Hauptgericht*
◆ *Für 1 Portion*

◆ Griechische Paprikasuppe

1. Den Schafskäse mit der Gabel zerdrücken und mit Rosmarin, Thymian und Chilipulver würzen.
2. Die Stielansätze der Tomaten entfernen, Tomaten überbrühen, häuten und grob würfeln. Die Paprikaschote halbieren, putzen, waschen und in kleine Würfel schneiden. Zwiebel und Knoblauch schälen und fein würfeln.
3. Das Öl in einem Topf erhitzen, Zwiebeln und Knoblauch darin glasig werden lassen. Die Tomaten- und Paprikawürfel zugeben und unter Rühren 3 bis 4 Minuten schmoren.
4. Tomatenmark und Sambal Oelek einrühren, mit der Brühe auffüllen und die Suppe bei schwacher Hitze zugedeckt etwa 10 Minuten köcheln lassen. Mit dem gewürzten Schafskäse bestreuen und servieren.

Zutaten

50 g Schafskäse
je 1/2 TL Rosmarin und Thymian
1 Msp. Chilipulver
2 reife Tomaten
1 rote Paprikaschote
1 kleine Zwiebel
1 Knoblauchzehe
1 TL Olivenöl
1 EL Tomatenmark
1 TL Sambal Oelek
180 ml Gemüsebrühe

◆ *Eiweiß*
◆ *Hauptgericht*
◆ *Für 1 Portion*

Zutaten

60 g Naturreis, Meersalz
200 g Blumenkohl
1 Möhre
1 Frühlingszwiebel
1 EL Kokosflocken
1 EL Sonnenblumenöl
1 TL Honig
1 getrocknete rote Chilischote
60 ml Kokosmilch aus der Dose
70 ml Gemüsebrühe
1/4 TL gelbe Currypaste
1 TL Currypulver

- *Kohlenhydrate*
- *Hauptgericht*
- *Für 1 Portion*

◆ Pikanter Gemüsereis aus dem Wok

1. Den Reis mehrmals waschen, bis das Wasser klar ist. In einen Topf geben, mit leicht gesalzenem Wasser bedecken und bei schwacher Hitze 30 Minuten köcheln lassen. Den Herd ausschalten und den Reis 10 Minuten quellen lassen.
2. Den Blumenkohl waschen, putzen und in sehr kleine Röschen teilen. Die Möhre waschen, schälen und in streichholzartige Streifen schneiden. Die Frühlingszwiebel putzen, waschen, das Weiße in Scheibchen, das Grün in schräge Röllchen schneiden.
3. Den Wok erhitzen, die Kokosflocken darin unter Rühren 1 Minute rösten, dann herausnehmen und beiseite stellen. Das Öl in den Wok gießen und erhitzen. Frühlingszwiebeln, Honig und Chilischote hineingeben und unter Rühren 1 Minute braten. Blumenkohl und Möhren zugeben und weitere 3 bis 4 Minuten unter Rühren scharf anbraten.
4. Kokosmilch und Brühe angießen, alles aufkochen lassen, dann die Chilischote entfernen. Mit Currypaste, Curry und Salz würzen. 5 Minuten köcheln lassen. Den Reis unterrühren und das Curry mit den Kokosflocken bestreut servieren.

Zutaten

1 Zucchini
1 rote Paprikaschote
1 kleine Zwiebel
1 EL Sonnenblumenöl
Pfeffer, Salz
2 EL Maiskörner, TK
2 Eier
1 EL gehackte Petersilie

- *Eiweiß*
- *Hauptgericht*
- *Für 1 Portion*

◆ Gemüsepfanne mit Spiegeleiern

1. Zucchini waschen, Blüten- und Stielansätze entfernen und die Zucchini in dünne Scheiben schneiden. Die Paprikaschote waschen, halbieren, putzen und klein würfeln. Die Zwiebel schälen und fein hacken.
2. Das Öl in einer beschichteten Pfanne erhitzen und die Zwiebeln darin hellgelb braten. Zucchinischeiben und Paprikawürfel zugeben, mit Pfeffer und Salz würzen und unter Rühren 6 bis 8 Minuten schmoren lassen. Die Maiskörner unterrühren. Das Gemüse an den Pfannenrand schieben.
3. Die Eier in die Pfanne schlagen, salzen und so lange braten, bis die Eier gestockt sind. Mit der gehackten Petersilie bestreuen und in der Pfanne servieren.

◆ Zwiebel-Bulgur mit Schafskäse

1. Die Pinienkerne ohne Fett in einer beschichteten Pfanne rösten, bis sie duften, dann beiseite stellen.
2. Die Zwiebel schälen und fein würfeln. Das Öl in der Pfanne erhitzen. Zwiebeln und Bulgur darin anbraten. Die Brühe angießen und den Bulgur bei schwacher Hitze zugedeckt 15 Minuten ausquellen lassen.
3. Die Tomaten waschen, von den Stielansätzen befreien und in schmale Spalten schneiden. Mit Pfeffer und Salz würzen.
4. Den Bulgur mit einer Gabel auflockern und den Schafskäse darüber zerbröseln. Mit den Pinienkernen bestreuen und mit den Tomatenspalten servieren.

Zutaten

2 EL Pinienkerne
1 kleine Zwiebel
1 TL Sonnenblumenöl
40 g Bulgur
150 ml Gemüsebrühe
3 Tomaten, Pfeffer, Salz
50 g Schafskäse

◆ *Kohlenhydrate*
◆ *Hauptgericht*
◆ *Für 1 Portion*

◆ Tagliatelle mit Nusspesto

1. Die Nudeln in reichlich Salzwasser bissfest garen.
2. Den Spinat verlesen, waschen, grob hacken und in ein hohes Gefäß geben. 30 Gramm Schafskäse, Walnüsse, Brühe, Sambal Oelek und Öl dazugeben. Alles mit dem Schneidstab pürieren.
3. Die Paprikaschote waschen, halbieren, putzen und in schmale Streifen schneiden.
4. Die Nudeln abgießen und abtropfen lassen, mit dem Nusspesto vermischen. Den restlichen Schafskäse darüber zerbröseln, mit einigen Paprikastreifen und den Oliven garnieren. Die restlichen Paprikastreifen dazu servieren.

Tipps

Pestoreste füllen Sie in ein Schraubglas und stellen es in den Kühlschrank, dort hält es sich 1 bis 2 Tage.
Sie können auch die doppelte Menge Nudeln kochen, die Hälfte mit 1 bis 2 Esslöffel Pesto vermischen und über Nacht in den Kühlschrank stellen – dies ist eine feine Basis für den Nudelsalat auf Seite 115.

Zutaten

80 g Tagliatelle
Meersalz
50 g Spinat
60 g Schafskäse
6 Walnusskernhälften
50 ml Gemüsebrühe
1/2 TL Sambal Oelek
2 EL Olivenöl
1 rote Paprikaschote
6 schwarze Oliven

◆ *Kohlenhydrate*
◆ *Hauptgericht*
◆ *Für 1 Portion*

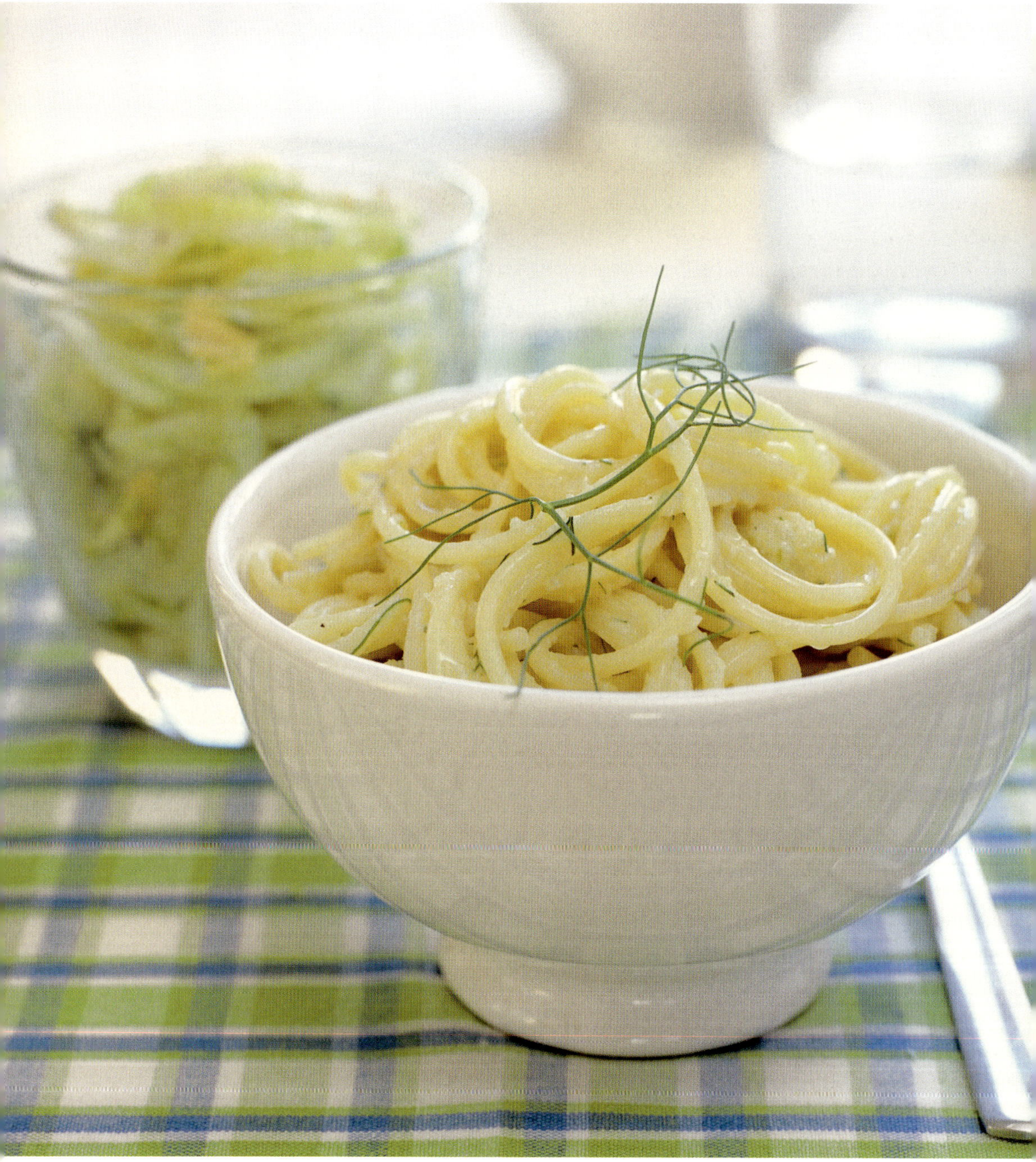

◆ Spaghetti mit Fenchelsahne

1. Den Fenchel putzen, waschen, halbieren und in feine Streifen schneiden. Etwas Fenchelgrün beiseite legen. Den Ingwer schälen und fein hacken.
2. Die Butter in einem Topf schmelzen lassen. Ein Drittel der Fenchelstreifen und die Hälfte des Ingwers darin bei mittlerer Hitze anbraten. Mit der Brühe ablöschen und zugedeckt 10 Minuten köcheln lassen. Sahne und Käse zugeben, mit Pfeffer und Salz würzen und alles mit dem Mixstab pürieren.
3. Für die Spaghetti reichlich leicht gesalzenes Wasser in einem Topf zum Kochen bringen. Die Nudeln zugeben und nach Packungsangabe bissfest garen. Anschließend in ein Sieb abgießen, abtropfen lassen und mit der Sauce vermengen.
4. Den restlichen Fenchel mit dem restlichen Ingwer vermischen. Essig mit Öl, Anislikör, Salz und Kardamom verrühren. Den Fenchelsalat damit anmachen. Die Nudeln mit Salat anrichten und mit dem Fenchelgrün garnieren.

Zutaten

1 Fenchelknolle
1 haselnussgroßes Stück Ingwer, 1 EL Butter
100 ml Gemüsebrühe
40 g Sahne
40 g geriebener Greyerzer oder Emmentaler
Pfeffer, Salz
80 g Spaghetti
1 EL Obstessig, 1 TL Walnussöl, 1 TL Anislikör
1 Msp. Kardamom

- *Kohlenhydrate*
- *Hauptgericht*
- *Für 1 Portion*

◆ Pasta mit Zucchini-Käse-Sauce

1. Die Nudeln in reichlich Salzwasser nach Packungsangabe bissfest garen, abgießen und abtropfen lassen.
2. Die Zucchini waschen, Blüten- und Stielansätze entfernen und die Früchte in kleine Würfel schneiden. Den Knoblauch schälen und fein hacken. Den Backofen auf 160 °C vorheizen.
3. Das Öl in einer beschichteten Pfanne erhitzen und den Knoblauch darin dünsten. Die Zucchini zugeben, mit Salz und Pfeffer würzen und unter Rühren kräftig anbraten.
4. Die Sahne mit 70 Milliliter Wasser mischen und in einem kleinen Topf erhitzen. Käse, Thymian und Gemüsebrühe unterrühren, kurz aufkochen lassen, dann beiseite stellen.
5. Ein Drittel der gebratenen Zucchini mit den Nudeln mischen, in eine Auflaufform geben und mit der Sauce begießen. Das Gratin im Backofen 15 Minuten überbacken. Zusammen mit dem restlichen Zucchinigemüse servieren.

Zutaten

80 g Vollkorn-Makkaroni
Meersalz
400 g Zucchini
1–2 Knoblauchzehen
1 EL Olivenöl, Pfeffer
60 g Sahne
40 g geriebener Greyerzer
Thymian
1 TL Gemüsebrühe-Pulver

- *Kohlenhydrate*
- *Hauptgericht*
- *Für 1 Portion*

Zutaten

125 g Joghurt
1 TL gemahlene Mandeln
1 TL Honig oder
1 Msp. Steviapulver
1 Tropfen Bittermandelöl

- *Kombi/Neutral*
- *Snack*
- *Für 1 Portion*

Marzipan-Joghurt

1. Den Joghurt mit den gemahlenen Mandeln, Honig bzw. Stevia und Bittermandelöl verrühren.
2. Die Mischung in ein Dessertglas geben und kalt servieren.

Tipp

Im Endlosprogramm können Sie auch einmal Honig oder Ahornsirup zum Süßen nehmen, beides hat einen mittleren GLYX. Probieren Sie aus, was Ihnen am besten schmeckt.

Zutaten

2 Blatt Gelatine
2 unbehandelte Saftorangen
125 g Joghurt
2 TL Agavendicksaft
oder 1 Msp. Steviapulver
2 Minzeblättchen

- *Eiweiß*
- *Snack*
- *Für 1 Portion*

Orangencreme

1. Die Gelatine in kaltem Wasser 5 Minuten einweichen. Von einer Orange etwas Schale spiralförmig abschneiden und zum Garnieren beiseite legen. Die Früchte halbieren und entsaften.
2. Den Orangensaft aufkochen, von der Kochstelle nehmen und die ausgedrückte Gelatine unterrühren. Den Orangensaft leicht abkühlen lassen und mit Joghurt und Agavendicksaft bzw. Stevia verrühren.
3. Die Creme in ein Dessertglas geben und im Kühlschrank erstarren lassen. Mit der Orangenschale und den Minzeblättchen garnieren.

◆ Geeiste Bananencreme mit Zimtsahne

1. Die Banane schälen, in Stücke schneiden und in einem Gefrierbeutel etwa 2 Stunden im Gefrierfach frosten. Dann aus dem Tiefkühlfach nehmen und zusammen mit Joghurt und Honig bzw. Stevia mit dem Schneidstab pürieren.
2. Die Sahne steif schlagen und mit dem Zimt verrühren.
3. Die Bananencreme in ein Dessertglas geben und mit der Sahne und den Minzeblättchen garnieren

Tipp

Die Banane sollte nicht zu weich sein, da sie sonst süß schmeckt. Sehr reife Bananen haben außerdem einen deutlich höheren GLYX als feste Bananen.

Zutaten

1 große Banane
80 g Joghurt
1 TL Honig oder
1/4 TL Steviapulver
40 g Sahne
1 TL Zimt
2 Minzeblättchen

- *Kohlenhydrate*
- *Snack*
- *Für 1 Portion*

◆ Zitronen-Joghurt-Eis

1. Zitronensaft mit Joghurt und Ahornsirup bzw. Stevia verrühren. Die Sahne steif schlagen und vorsichtig unterheben.
2. Den Zitronenjoghurt in der Eismaschine frosten lassen oder für etwa 1 Stunde ins Tiefkühlfach stellen und zwischendurch mehrmals umrühren, damit sich keine Eiskristalle bilden.
3. Das Eis in einem Dessertglas anrichten und mit einer Zitronenscheibe garnieren.

Zutaten

100 ml frisch gepresster Zitronensaft
125 g Joghurt
2 EL Ahornsirup oder
1/3 TL Steviapulver
100 g Sahne
1 Zitronenscheibe

- *Eiweiß*
- *Snack*
- *Für 1 Portion*

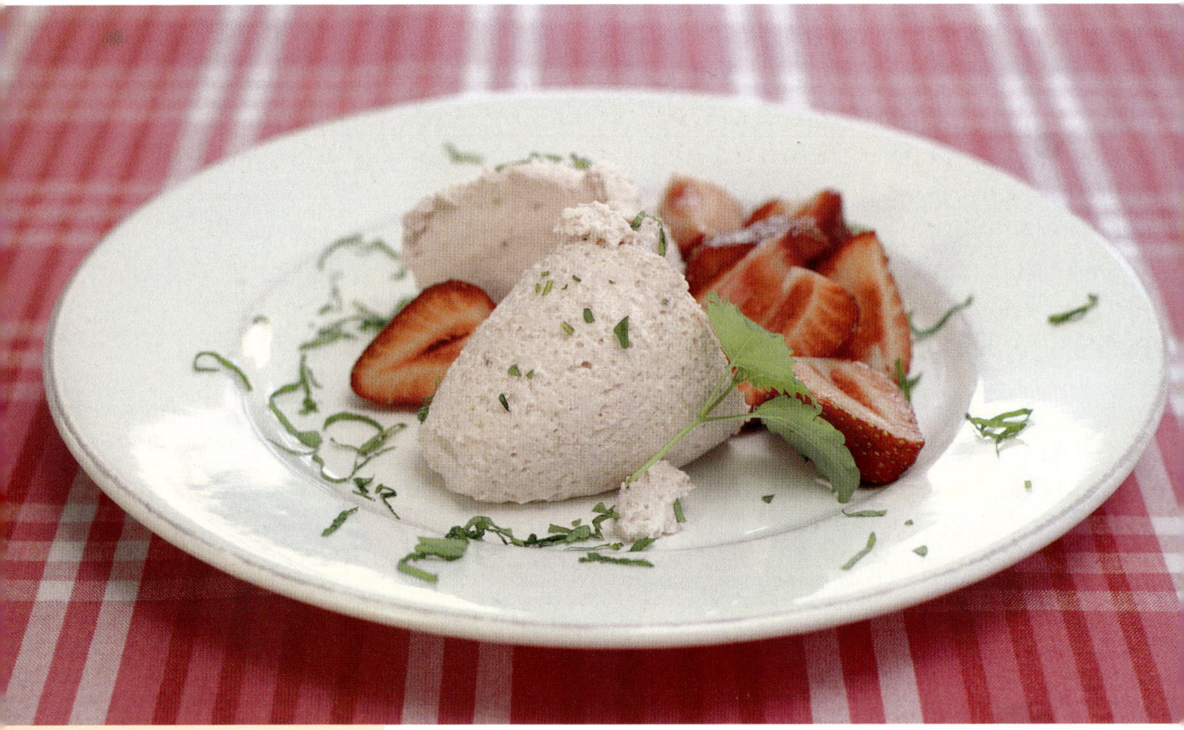

Zutaten

2 Blatt Gelatine
150 g Erdbeeren, frisch oder TK
1 Eigelb
2 EL Agavendicksaft oder
1/2 TL Steviapulver
100 g Quark, 20 % Fett i. Tr.
3 EL geschlagene Sahne

- *Eiweiß*
- *Snack*
- *Für 1 Portion*

◆ Erdbeer-Mousse

1. Die Gelatine in kaltem Wasser 5 Minuten einweichen.
2. Die Erdbeeren waschen und putzen. Einige schöne Früchte für die Garnitur beiseite legen. Die restlichen Erdbeeren mit dem Schneidstab pürieren.
3. Das Eigelb schaumig aufschlagen. Das Erdbeerpüree kurz aufkochen, die ausgedrückte Gelatine unterrühren und das Ganze mit Agavendicksaft bzw. Stevia süßen. Das heiße Püree tröpfchenweise mit dem Schneebesen unter das Eigelb rühren.
4. Den Quark einrühren, die Masse etwas abkühlen lassen und anschließend die Sahne unterheben.
5. Die Erdbeer-Mousse im Kühlschrank etwa 4 Stunden erstarren lassen. Mit einem Löffel Nocken abstechen und auf einen Dessertteller geben. Die beiseite gelegten Erdbeeren halbieren und die Mousse damit garnieren.

◆ Himbeer-Wackelpudding

1. Die Gelatine in kaltem Wasser 5 Minuten einweichen.
2. Die Himbeeren verlesen und kurz abbrausen. In einen Topf geben und mit 1/2 Liter Wasser aufkochen, danach durch ein Sieb streichen. Die ausgedrückte Gelatine und Agavendicksaft bzw. Stevia einrühren.
3. Den Wackelpudding in eine Glasschale füllen und im Kühlschrank erstarren lassen. Nach Belieben mit Sahnetupfern garnieren.

Zutaten

6 Blatt Gelatine
150 g Himbeeren
3 EL Agavendicksaft oder
1/2 TL Steviapulver

◆ *Eiweiß*
◆ *Snack*
◆ *Für 1 Portion*

◆ Mango-Sahne-Torte

1. Den Backofen auf 160 °C vorheizen. Die Eier trennen. Die Eigelbe in einer Schüssel schaumig schlagen und 70 Gramm Quark, Sojamehl und 1 Esslöffel Ahornsirup bzw. eine Messerspitze Stevia unterrühren. Eiweiß sehr steif schlagen und unterheben.
2. Den Boden einer Springform (26 cm Ø) mit Backpapier auslegen, den Teig hineingeben und 20 Minuten backen. Nach dem Auskühlen den Teig vom Backpapier lösen, aber mit dem Backpapier wieder in die Form zurücklegen.
3. Für den Belag die Gelatine in kaltem Wasser 5 Minuten einweichen. Die Mangos schälen und in kleine Stückchen schneiden. Zwölf Stückchen für die Dekoration beiseite legen. Restliche Mangostücke mit dem restlichen Quark vermischen. Restlichen Ahornsirup bzw. Stevia in 1 Esslöffel Wasser auflösen und unter den Quark rühren.
4. Die Sahne steif schlagen und unter den Mangoquark heben. Die Gelatine ausdrücken, in einem kleinen Topf in wenig Wasser bei geringer Hitze auflösen und tropfenweise unter die Quarkcreme rühren.
5. Die Creme gleichmäßig auf dem Sojabiskuit verteilen und für etwa 5 Stunden kalt stellen. Mit Mangostückchen garnieren.

Zutaten

2 Eier
750 g Quark,
20 % Fett i. Tr.
1 leicht gehäufter
EL Sojamehl
80 ml Ahornsirup oder
1 TL Steviapulver
10 Blatt Gelatine
2 reife Mangos
500 g Sahne

◆ *Eiweiß*
◆ *Snack*
◆ *Für 12 Stück*

Zutaten

50 g Heidelbeeren
200 g Kefir
1 EL Agavendicksaft oder
1 Msp. Steviapulver
2 Blätter Zitronenmelisse

- *Kombi/Neutral*
- *Snack*
- *Für 1 Portion*

Heidelbeer-Kefir

1. Die Heidelbeeren waschen und verlesen. Den Kefir mit den Früchten vermischen. Agavendicksaft bzw. Stevia unterrühren und das Ganze mit dem Schneidstab pürieren.
2. Den Kefir mit den Zitronenmelisseblättern garnieren und gekühlt servieren.

Tipp

Wenn Sie den Heidelbeer-Kefir in eine gut verschließbare Flasche füllen, können Sie ihn problemlos transportieren. Vor dem Trinken nochmals gut aufschütteln.

Zutaten

1 kleines Bund Minzeblättchen
1 EL grüner Tee (lose Blätter)
2–3 EL Agavendicksaft oder
6 Tropfen Stevia flüssig
6 Eiswürfel

- *Kombi/Neutral*
- *Getränk*
- *Für 4 Portionen*

Eistee

1. Die Minzeblättchen waschen. Den grünen Tee zusammen mit den Minzeblättchen mit 1 Liter kochendem Wasser überbrühen, 20 Minuten ziehen lassen, dann abseihen.
2. Den Tee mit Süßstoff bzw. Stevia süßen, abkühlen lassen und mit Eiswürfeln servieren.

Tipp

Sie können natürlich auch aus anderen Teesorten Eistee zubereiten. Beispielsweise für Kräuter-Eistee übergießen Sie je 1 Teebeutel Hagebutten-, Minze- und Hibiskusblütentee mit 400 Milliliter kochendem Wasser. Nach 6 bis 7 Minuten abseihen, nach Geschmack mit Agavendicksaft oder Stevia süßen und kalt stellen. Vor dem Servieren den Saft von 1 Zitrone dazugeben. Das schmeckt auch Kindern sehr lecker.

◆ Limonade

1. Den Limettensaft mit Mineralwasser und Agavendicksaft bzw. Stevia verrühren.
2. Die Limonade durchkühlen lassen und mit frischer Minze verziert servieren.

Tipp

Hier müssen Sie mit dem Süßen etwas experimentieren. Je säuerlicher, umso erfrischender ist die Limonade. Doch letztlich ist es Geschmackssache.

Zutaten

100 ml frisch gepresster Limettensaft
3/4 l Mineralwasser
3 EL Agavendicksaft oder
5 Tropfen Stevia flüssig
1 Stängel frische Minze

- *Eiweiß*
- *Getränk*
- *Für 4 Portionen*

◆ Vital-Drink

1. Den Apfel waschen, vierteln, entkernen und in grobe Spalten schneiden. Sofort mit dem Zitronensaft beträufeln. Die Möhre waschen, putzen, schälen und würfeln.
2. Apfelspalten, Möhrenwürfel und Apfelsaft zusammen mit der Kokosmilch im Mixer pürieren. Das Mus durch ein grobes Sieb passieren lassen.
3. Den Drink mit Agavendicksaft bzw. Stevia süßen, in ein großes Glas füllen und gekühlt servieren.

Zutaten

1/2 kleiner säuerlicher Apfel
1 TL Zitronensaft
1 kleine Möhre
150 ml Apfelsaft ohne Zucker
50 ml Kokosmilch aus der Dose
1 EL Agavendicksaft oder
4 Tropfen Stevia flüssig

- *Eiweiß*
- *Getränk*
- *Für 1 Portion*

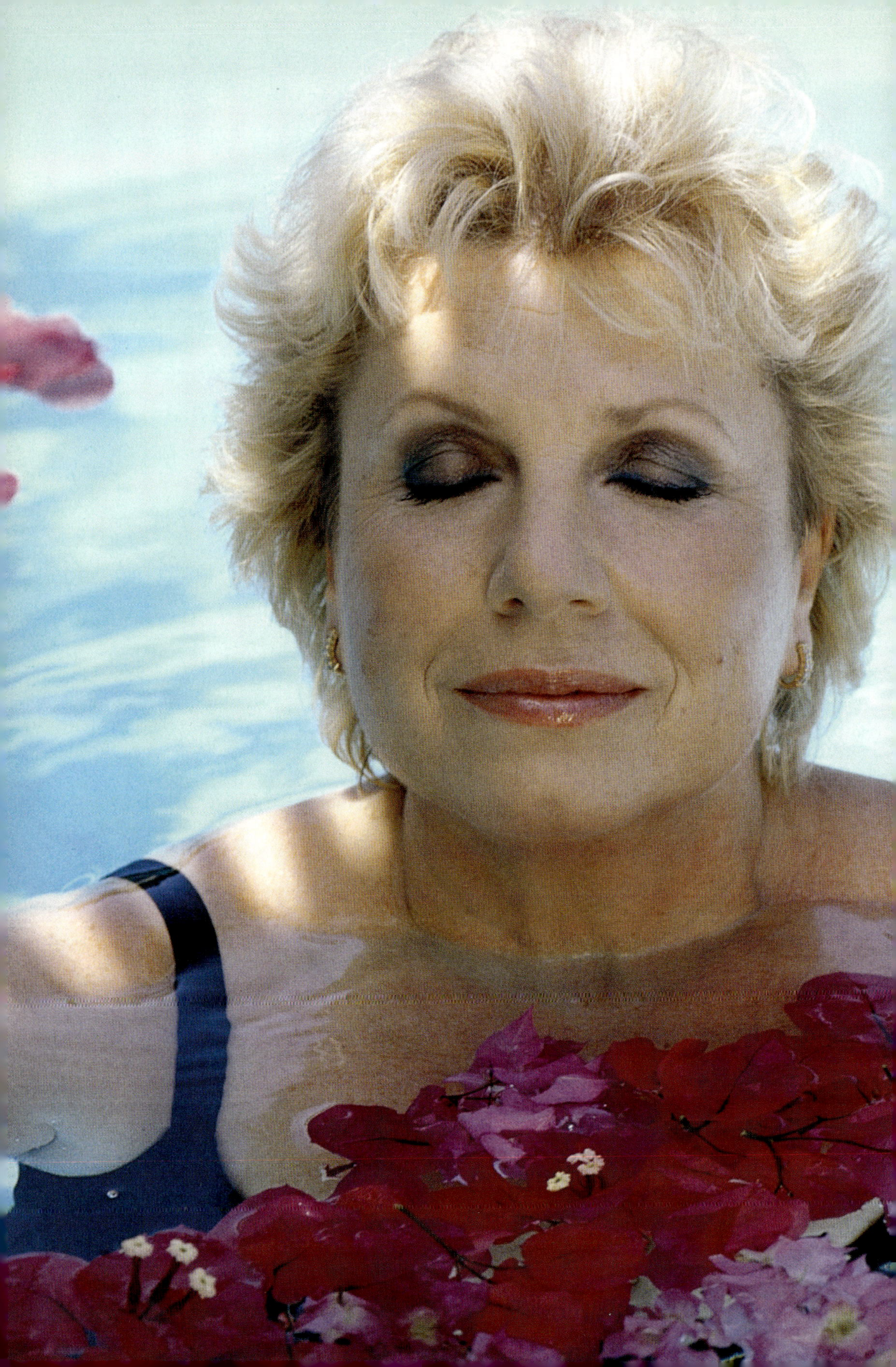

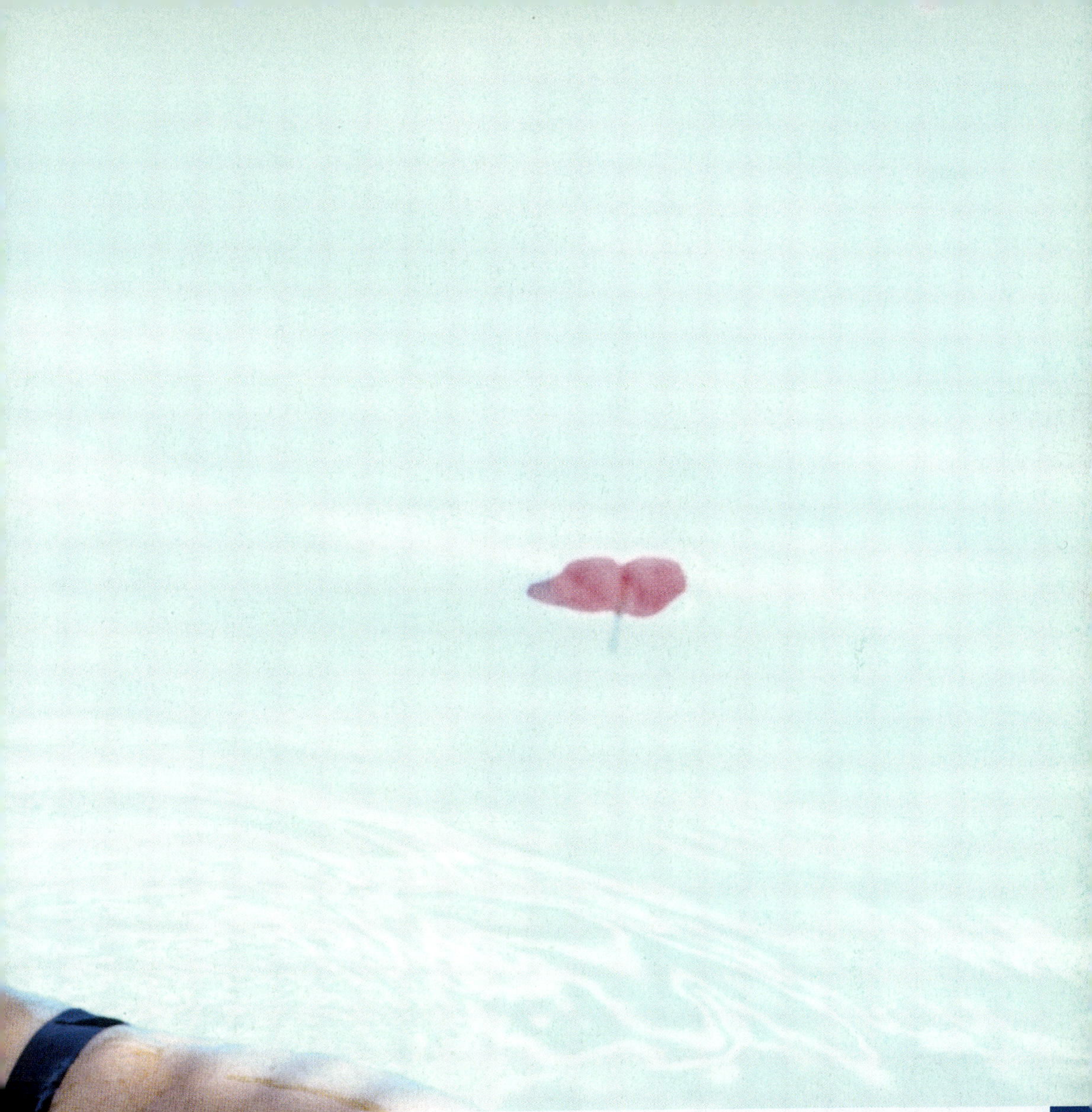

Den Genießerplan abrunden

Wenn Sie sich nach dem iss.dich.schlank.-Genießerplan ernähren, werden Sie nicht nur abnehmen, sondern auch ein besseres Körpergefühl entwickeln. Daher werden Ihnen die beiden letzten meiner zehn Gebote keine Pflicht, sondern ein Bedürfnis sein. Sie werden automatisch den Drang entwickeln, sich zu bewegen, weil Sie Ihren Körper spüren wollen. Und indem Sie sich mit Ihrer Ernährung beschäftigen, haben Sie den ersten Schritt auf dem Weg »Tun Sie etwas für sich« schon getan.
In diesem Kapitel finden Sie ein paar Anregungen, wie Sie neben der gesunden Ernährung noch mehr für sich tun können. Außerdem gebe ich Ihnen ein paar Tipps, wie Sie Bewegung in Ihr Leben integrieren können, ohne gleich zur Sportskanone werden zu müssen.

INFO

Alle zehn iss.dich.schlank.-Gebote finden Sie auf Seite 41. Hier die beiden letzten zur Erinnerung:

9. Bewegen Sie sich
Jede Art von Bewegung lässt Körperfett schmelzen und verhilft Ihnen zu einem leichteren Leben.

10. Tun Sie etwas für sich
Machen Sie es sich zur Lebensaufgabe, glücklich zu sein, und Sie werden sich wundern, wie viel besser und schöner Ihr Leben sein wird.

Easy Wellness – Gymnastik so ganz nebenbei

Eines steht fest: Unser Körper will bewegt werden, dafür ist er gemacht. Dabei müssen Sie nicht sofort zum Leistungssportler werden: Jeden Tag eine kleine Dosis körperliche Aktivität hat auf Dauer eine große Wirkung. Ich selbst bin keine Joggerin und habe keinerlei sportlichen Ehrgeiz, daher müssen Sie sich vor meinen Fitnessübungen nicht fürchten. Es ist ein angenehmer und für »Dicke« geeigneter Bewegungsplan, der einfach die Trägheit aus dem Körper verbannen und Ihnen gute Laune machen soll.
Sie sind ein erklärter Sportmuffel und haben absolut keine Lust auf Bewegung? Lesen Sie trotzdem weiter und lassen Sie sich überraschen. Vielleicht ändern Sie Ihre Meinung, wenn schon nach wenigen Tagen Ihre Muskeln geschmeidiger und die Gelenke wieder beweglicher werden – und zwar unabhängig davon, wie alt, wie dick oder wie versteift Sie sind.
Am besten absolvieren Sie das kleine Übungsprogramm am Morgen. Die erste Übung machen Sie noch im Bett, dann haben

Sie schon etwas Energie getankt und sind bereit für die restliche Morgengymnastik. Nach Abschluss der Übungen gehen Sie munter und beweglich in den Tag.

Bett-Übung

Entfernen Sie das Kopfkissen und legen sich entspannt ganz flach auf den Rücken. Strecken Sie nun das linke Bein, gemeinsam mit dem linken Beckenknochen langsam etwa 5 bis 10 Zentimeter in Richtung Bettende. Das rechte Bein verbleibt in der Ausgangsstellung, winkelt sich dabei automatisch leicht nach oben an. Spannen Sie gleichzeitig die Pomuskulatur an und ziehen Sie den Bauch ein. Verharren Sie so 2 Sekunden, dann ziehen Sie das Bein langsam zurück. Anschließend strecken Sie das rechte Bein und den rechten Beckenknochen in Richtung Bettende – Bauch einziehen, 2 Sekunden verharren und langsam zurückziehen.
Das ist Ihr Gewinn: Diese wohltuende Streckübung gibt Becken und unterem Wirbelsäulenbereich mehr Elastizität und stärkt gleichzeitig Bauch- und Rumpfmuskeln.

INFO

Für alle Übungen gilt: mit wenigen Wiederholungen beginnen und langsam steigern.

Mäh-Übung

◆ Stehen Sie auf und stellen Sie sich mit leicht gespreizten Beinen aufrecht hin. Umfassen Sie mit beiden Händen den imaginären Stiel einer großen Sense und mähen Sie im Zeitlupentempo, leicht nach vorne gebeugt, mit nach links und rechts großzügig ausgeführten Drehbewegungen, das hohe Gras (oder so, als wollten Sie Golf spielen).
◆ Greifen Sie anschließend mit beiden Händen den imaginären Stiel einer kleinen erdachten Handsichel und schneiden Sie tief gebeugt das Gras am Wegrand. Auch hier mähen Sie wieder ganz langsam nach links und rechts. Schütteln Sie zum Abschluss Ihre Arme aus und vergessen Sie das Atmen nicht.
Das ist Ihr Gewinn: Die kleinen Speckwülste am Rücken haben nun die Chance, sich zurückzubilden. Zudem werden Rücken- und Seitenmuskulatur stark gedehnt, und die Rückenwirbel erhalten ihre Elastizität zurück.

INFO

Zeitlupenturnen – das sind Übungen mit imaginären Sportgeräten. Die Bewegungen sollten sehr langsam sein und etwa 10 bis 30 Sekunden dauern.

INFO

Beim Zähneputzen, Telefonieren oder Warten auf den Bus, können Sie super Ihre Bauch- und Pomuskeln trainieren, indem Sie diese Muskeln ganz fest anspannen, 10 Sekunden halten und wieder loslassen.

Seilziehen

Stellen Sie sich mit leicht gespreizten Beinen aufrecht hin. Fassen Sie mit beiden Händen weit nach oben zu einem gedachten Seil. Ziehen Sie sich mit den Händen, abwechselnd greifend, ganz langsam an dem Seil in die Höhe. Stellen Sie sich dabei auf die Zehenspitzen und spannen Sie beim Strecken die Oberschenkel-, Bauch- und Pomuskulatur kräftig an. Strecken Sie während des Ziehens abwechselnd die linke und die rechte Rippenpartie stark in die Höhe.

Das ist Ihr Gewinn: Seilziehen zählt zu den besten Rückenübungen. Es strafft und festigt zudem Ihre Arme, Bauch, Gesäß und die seitlichen Körperpartien.

Fitness im Alltag

Die folgenden Übungen können Sie ganz nebenbei machen, zu Hause vor dem Fernseher, einige auch im Büro ... Sie werden sehen, dass es zahlreiche Gelegenheiten gibt.

◆ Umarmen Sie sich selbst: Legen Sie Ihre Arme über Kreuz um den Oberkörper und halten Sie sich an den Schulterblättern fest. Drehen und beugen Sie dabei den Oberkörper abwechselnd langsam ganz weit nach links, rechts, vorne und nach hinten. Die Spannung 10 Sekunden halten. Diese Übung mehrmals wiederholen, dann die Arme ausschütteln.

◆ Legen Sie sich auf den Boden, die Unterschenkel im rechten Winkel auf einen Stuhl (siehe Foto rechts). Heben Sie in dieser Position das Becken langsam an, dann wieder langsam senken, ohne es auf dem Boden abzulegen. Drücken Sie gleichzeitig Ihren oberen Rücken fest in den Boden hinein. Übung zehnmal wiederholen, dann entspannen.

◆ Machen Sie Kniebeugen an der geöffneten Zimmertür. Halten Sie sich mit den Händen an beiden Türklinken gut fest, die Beine sind hüftbreit geöffnet. Den Oberkörper gerade halten und die Arme gestreckt. Lehnen Sie sich leicht zurück und gehen dabei in die Hocke, als wollten Sie sich auf einen Stuhl setzen. Anschließend langsam wieder aufrichten.

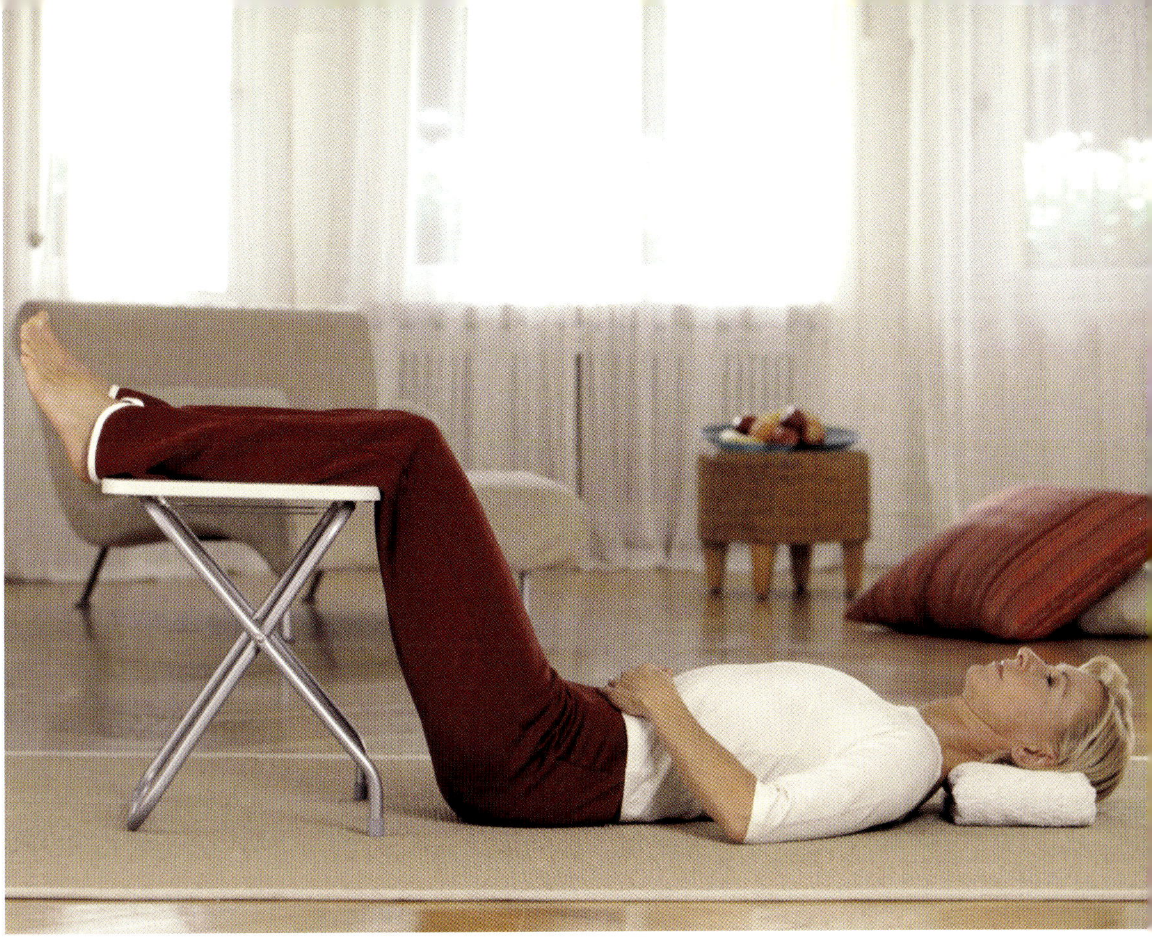

◆ Setzen Sie sich auf den Boden und winkeln Sie die Beine an. Fassen Sie nun links und rechts in Ihre Kniekehlen, machen den Rücken rund und lassen sich langsam nach hinten rollen. Schwingen Sie auf und ab, ähnlich wie ein Schaukelstuhl. Diese Übung durchblutet die Rückenmuskulatur und regt den Strom der Nerven im Rückenmark an, sie macht den Rücken elastisch.

Diese Rückenlage entlastet die Bandscheiben und ist bei Rückenschmerzen eine Wohltat. Die dazugehörige Übung (siehe linke Seite) stärkt Bauch- und Rückenmuskeln.

Warum ist Frühsport so effizient?

Sport zu welcher Tageszeit auch immer bringt Sie auf Trab, macht Ihren Körper elastisch, reichert Ihr Blut mit Sauerstoff an und spendet Ihnen Vitalität und Energie. Frühsport mit nüchternem Magen ausgeführt hat außerdem den Vorteil, dass Ihre Muskeln zur Energiegewinnung nicht die schnellen Zuckerstoffe des Frühstücks aus dem Blut nehmen, sondern gezwungenermaßen Ihre Fettdepots knacken müssen.

Schon das kleine Müsli oder die Banane vor einem Fitness-Programm gegessen, lässt den Blutzucker ansteigen. Die Muskeln schnappen sich nun zur Energiegewinnung die schnellen Zuckerstoffe aus dem Blut und lassen die Fettdepots unberührt.

Jede Art von Bewegung zählt

Bewegung normalisiert den Stoffwechsel, verbrennt die Zuckerstoffe im Blut, senkt dadurch den Blutzuckerspiegel und vermindert gleichzeitig die Konzentration von Insulin im Blut. Gerade der letzte Punkt ist für das Abnehmen entscheidend.
Wer sich regelmäßig bewegt, sorgt außerdem für einen guten Lymphfluss. Die Lymphe ist eine wässerige Gewebeflüssigkeit, die fortwährend vom Blutsystem abgesondert wird und mit der Abfallprodukte aus dem Körper geschwemmt werden. Das Lymphsystem besitzt keine eigene Pumpe, wie z. B. der Blutkreislauf, daher ist es auf Körperbewegungen angewiesen.

Sauerstoff – wichtig für den gesamten Körper

INFO

Machen Sie auf dem Weg zum Bäcker einen kleinen Umweg, steigen Sie eine Station früher aus der Straßenbahn, fahren Sie mit dem Fahrrad statt mit dem Auto. Es sind nur Kleinigkeiten, aber sie verhelfen Ihnen zu Ihrer täglichen Bewegung.

Ein weiterer Schlüssel zu Gesundheit und guter Laune ist die Bewegung an der frischen Luft. Je mehr man sich bewegt, umso mehr Sauerstoff atmet man ein und umso mehr Sauerstoff wird mit dem Blut durch den Körper gepumpt. Dadurch wird der gesamte Körper besser mit Sauerstoff versorgt, der ein wichtiger Nährstoff für Knochen, Muskeln, Sehnen, Bänder, Organe, Lymphsystem und Zellen ist.
Wer sich nicht bewegt, wird im Laufe der Zeit unter Kurzatmigkeit oder Herz- und Kreislaufbeschwerden leiden. Auch das Gehirn funktioniert bei erhöhter Sauerstoffzufuhr viel besser. Bewegung stimuliert zudem die Produktion und Ausschüttung verschiedener Hormone und regt unter anderem die Sexualhormone an. Sie beugt auch der Osteoporose (Knochenentkalkung) vor und stärkt das Immunsystem. Um von all diesen Vorteilen profitieren zu können, müssen Sie sich lediglich regelmäßig ein wenig Bewegung – möglichst an der frischen Luft – gönnen. Fünfmal die Woche eine halbe Stunde genügt. Und dazu zählt auch Spazieren gehen, Rad fahren, Rasen mähen usw. Machen Sie sich bewusst: Wenn Sie Ihren Körper einrosten lassen, hat dies zahlreiche Handicaps zur Folge. Bringen Sie ihn hingegen in Schwung, werden Sie belohnt durch Beweglichkeit, gutes Aussehen und ein allgemein gutes Körpergefühl.

Wellness – Balsam für die Seele

Einmal so richtig ausspannen, abschalten und die Seele baumeln lassen – wer möchte das nicht? Schön wär's, denken viele – geht aber leider nicht. Beruf und Familie nehmen den größten Teil des Tages ein, da bleibt kein Platz für Seelenpflege und Entspannung. Doch das stimmt nicht! Wir selbst sind die Schöpfer unseres eigenen Wohlbefindens. Der erste Schritt zur körperlichen und seelischen Harmonie besteht darin, sich selbst kennen zu lernen und zu durchschauen.

Halten Sie jetzt einen Moment inne und fühlen Sie in sich hinein. Mit welchen Gedanken beschäftigen Sie sich gerade? Welche Gefühle begleiten Sie dabei? Positive oder negative?

Unterschätzen Sie niemals die Kraft Ihrer Gedanken und Gefühle, denn sie besitzen die Fähigkeit, sich zu verwirklichen oder sich zu manifestieren. So kann es z. B. passieren, dass Sie sich über etwas den Kopf zerbrechen und plötzliche Kopfschmerzen bekommen. Gedankliche Knoten und Dramen, die wir in uns erschaffen, steuern unbewusst unser Verhalten und können augenblicklich negative Verhaltensmuster oder Krankheiten auslösen: Hautreaktionen, Schmerzen, Magenprobleme usw.

Es ist ein Lernprozess, Gedanken zur Ruhe und in eine positive Richtung zu bringen. Um dies zu erreichen, sollten Sie sich täglich ein paar Minuten Zeit gönnen und ein wenig träumen.

Traumreise

Eine kleine Traumreise können Sie jederzeit und überall machen. Sie müssen nur die Augen schließen ...

- Erinnern Sie sich an einen glücklichen Moment in Ihrem Leben. Erinnern Sie sich daran, was Sie getan haben, wie Sie sich gefühlt haben, versetzen Sie sich noch einmal in diese Situation. Genießen Sie das Gefühl und lassen Sie sich davon umfangen.
- Oder Sie begeben sich in Ihrer Fantasie an einen Ort, den Sie lieben – ein Palmenstrand, eine Bergwiese, eine Bank in Ihrem Garten, eine Lichtung im Wald ... Genießen Sie den »Aufenthalt«. Das positive Gefühl wird Sie noch eine ganze Weile begleiten.

INFO

Kleine Traumreisen sind wichtig für die innere Balance. Sie geben Kraft, fördern die Kreativität und machen glücklich.

Positive Gedanken

Wie gesagt: Die Kraft der Gedanken ist nicht zu unterschätzen. Dies können Sie sich zunutze machen, indem Sie positive Gedanken praktisch »üben« und sie damit in Ihr Unterbewusstsein aufnehmen. Eine Methode dafür ist, sich selbst regelmäßig bestimmte Sätze vorzusagen, bis sie sich in Ihrem Unterbewusstsein festgesetzt haben. Solche Sätze können sein: »Ich genieße mein Leben.« »Ich kann erreichen, was ich mir vorgenommen habe.« »Ich fühle mich ruhig und zufrieden.« »Ich mag mich so, wie ich bin.« »Ich bin glücklich.« Die Sätze müssen in der Gegenwart und positiv formuliert sein.

INFO

Jeder macht sich seinen eigenen Stress. Der unruhige Geist unterliegt den schlechten Gedanken, und schlechte Gedanken machen das Leben unglücklich.

◆ Überlegen Sie sich einen Satz, der für Sie stimmt. Suchen Sie sich einen ruhigen Ort und machen Sie es sich bequem, ob im Sitzen oder im Liegen.

◆ Atmen Sie dreimal tief ein und aus und entspannen Sie sich.

◆ Sprechen Sie die Worte aus, so laut, wie es möglich ist. Wiederholen Sie die Worte so lange, bis ihr Bewusstsein völlig davon ausgefüllt ist, mindestens 5 Minuten lang. Wiederholen Sie die Worte immer wieder – es ist nicht schlimm, wenn Ihre Gedanken abschweifen, machen Sie einfach weiter.

◆ Dies machen Sie regelmäßig, immer mit dem gleichen Satz. Sie werden merken, dass er Wirklichkeit wird.

Atemtherapie

Eine weitere Möglichkeit, die Gedanken zur Ruhe zu bringen, ist die Atemtherapie. Verbinden Sie sich mit Ihrem Atem und schöpfen Sie daraus Ruhe, Kraft und Energie.

◆ Suchen Sie sich einen ruhigen, warmen Ort und machen Sie es sich bequem. Schließen Sie die Augen und stellen Sie sich vor, Sie hätten keine Nase und keinen Mund zum Atmen. Lediglich vorne am Hals, in der Höhe des Rachens, oberhalb des Kehlkopfes befände sich eine Öffnung. Nur an dieser Stelle können Sie nach Atem schöpfen.

◆ Versuchen Sie nun, bei geschlossenem Mund ganz sanft die Luft durch diese Öffnung in Ihren Körper einzuziehen. Konzentrieren Sie sich ganz auf Ihren Rachenraum und spüren Sie die leicht kühle Stelle im Inneren Ihres Halses. Füllen Sie so Ihre Lungen mit Luft.

◆ Dann atmen Sie aus und stellen sich vor, der Atem geht nicht den Weg zurück nach oben, sondern Sie pressen die Luft sanft die Kehle hinunter in den Magen.

◆ Atmen Sie erneut ein, lösen Sie beim nächsten gedachten zarten Hinunterdrücken des Atems gleichzeitig die Bauchmuskeln und lassen den Atem in den Bauchraum fließen.

◆ Auf die gleiche Weise atmen Sie in Ihr Gesäß, in den Genitalbereich, bis hinunter zu den Zehenspitzen und lösen so Ihre Muskeln. Mit der Zeit können Sie so Ihren Atem an jede beliebige Stelle Ihres Körpers führen, Schmerzen damit auflösen und neue Lebensenergien schöpfen.

INFO

Nehmen Sie sich Zeit für diesen gedanklichen Atemfluss, denn in der Ruhe liegt die Kraft. Nur so wecken Sie die heilende und beruhigende Kräfte für Körper und Psyche.

Das Beauty-Programm

Ob Sie nach Feierabend eine »Happy Hour« einlegen oder gleich ein ganzes Wochenende entspannen möchten, bestimmen Sie selbst. Wichtig ist, dass Sie die Zeit genießen und sich regelmäßig kleine Glücksmomente schaffen.

INFO

Genießen Sie das Bad, widmen Sie sich in aller Ruhe Ihrem Körper und Ihrer Schönheit. Eine körperliche Entspannung lässt auch den Geist zur Ruhe kommen.

Ab in die Wanne

Nichts ist herrlicher als ein wohlig warmes Bad – Wassertemperatur 38 bis 40 °C. Mit Ihrem Lieblingsduft im Wasser und angenehmer Musik können Sie sich treiben lassen. Ein warmes Vollbad beruhigt die Nerven, lockert die Muskulatur und löst körperliche und seelische Verspannungen auf.

Düfte schnuppern

Wohlgerüche machen gute Laune, hellen die Stimmung auf und fördern die Konzentration. Geben Sie Ihrer Umgebung mehr Energie und zaubern Sie mit ätherischen Ölen, Duftkerzen oder Räucherstäbchen die gewünschte Stimmung herbei. Schnüffeln Sie zudem so oft es geht an frischer Minze, Zitronengras, Eukalyptus, aromareichen Duftölen oder Ihrem Lieblingsparfüm.

Zeit für eine Gesichtsmaske

Ein klarer Teint lässt das Gesicht gleich viel strahlender und schöner aussehen. Quark und Milch sind zur Pflege der Haut besonders gut geeignet. Sie reinigen die Haut sanft und spenden wertvolle Feuchtigkeit.

◆ Reinigungsmilch: 4 Esslöffel Milch mit 3 Tropfen Olivenöl mischen. Wattebausch eintauchen, leicht ausdrücken und die Gesichtshaut damit reinigen. Mit lauwarmem Wasser abwaschen.

◆ Gesichtsmaske: 3 Esslöffel Quark mit 1 Teelöffel Olivenöl und 1 Esslöffel Zitronensaft verrühren. Gleichmäßig auftragen und 20 Minuten einwirken lassen. Anschließend die leicht eingetrocknete Quarkmaske mit kleinen kreisenden Bewegungen abrubbeln. Restlichen Quark mit lauwarmen Wasser abspülen.

Facelifting ohne Skalpell

Statt Skalpell oder Spritzen probieren Sie doch einmal die sensationell einfache Gesichtsgymnastik von Camille Volaire. Durch regelmäßige Übungen wird das kollagene Bindegewebe in der unteren Hautschicht besser durchblutet, dadurch strafft sich die Haut, wodurch Sie Ihr jugendliches Aussehen behalten bzw. wiedergewinnen. Pobieren Sie zum Einstieg folgende Übungen:

◆ Für Hals- und Kinnpartie: Heben Sie den Kopf, öffnen den Mund und beißen gedanklich in einen Apfel, der noch am Baum hängt. Schieben Sie dabei den Unterkiefer kräftig nach vorne, spannen Sie die Halsmuskeln an und zählen Sie langsam bis fünf, dann entspannen. Wiederholen Sie diese Übung mehrere Male am Tag. Damit modellieren Sie Ihre Hals- und Kinnpartie.

◆ Rund um die Augen: Um Tränensäcke, geschwollene Augenlider und Augenfalten zu mildern, legen Sie Ring- und Mittelfinger seitlich an die Augen und ziehen diese sachte nach hinten. Schließen Sie gleichzeitig die Augen und steigern Sie allmählich die Anspannung der Augenmuskeln und Druck der Finger. Zählen Sie langsam bis fünf, dann lassen Sie los. Wiederholen Sie diese Übung mehrere Male am Tag, und Ihre Augen werden Jugendlichkeit signalisieren.

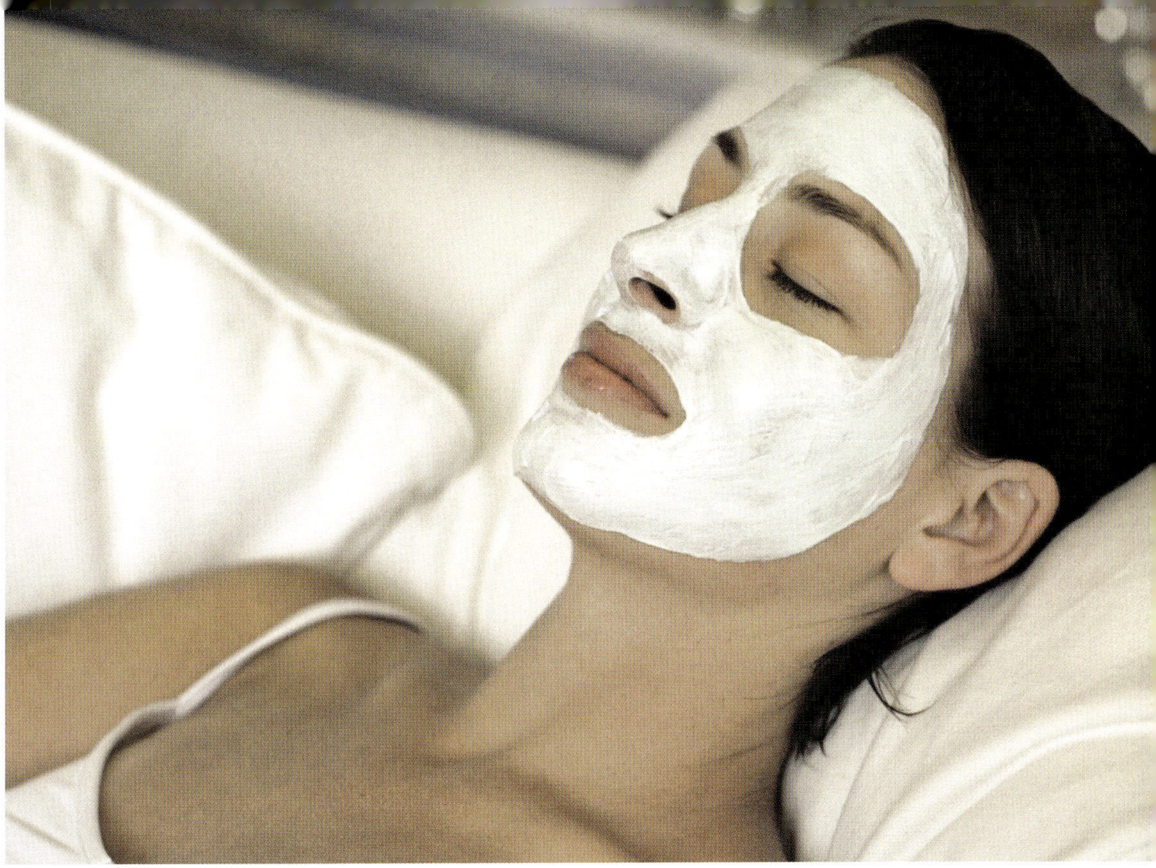

◆ Ein schöner Mund: Verhindern Sie Lippenfalten, indem Sie die Mittel- und Ringfinger an die Mundwinkel legen und die Lippen zum Lachen ziehen. Danach entspannen und erneut die Lippen lachen lassen. Auch diese Übung des Öfteren wiederholen.

Während des Trocknens sollten Sie möglichst nicht reden oder lachen, dann wirkt die Maske gleichzeitig auch gegen Falten.

Starten Sie jetzt Ihr Wohlfühlprogramm

Es gibt viele verschiedene Beauty- und Wellness-Programme. Gehen Sie auf Entdeckungsreise und tun Sie nur das, was Ihnen wirklich gut tut. Wenn Sie Stille brauchen, dann suchen Sie die Stille, wenn Ihnen Trubel fehlt, dann suchen Sie Gesellschaft. Tanzen Sie nach Ihrem Lieblingssong, feiern Sie mit Freunden, gehen Sie ins Kino oder lassen Sie sich einfach nur treiben.
Fördern und genießen Sie die kleinen Glücksmomente des Alltags. Lernen Sie, Ihren Körper so zu lieben, wie er ist. Danken Sie ihm dafür, dass Sie sehen, riechen, schmecken, greifen, fühlen und vieles andere mehr können. Nicht nur Sie selbst werden bemerken, dass um Sie herum eine besondere Atmosphäre entsteht, auch anderen fällt dieses auf. Als glücklicher Mensch strahlen Sie eine besondere Energie aus, sie haben im wahrsten Sinne des Wortes eine von Licht erfüllte Ausstrahlung.
Lachen Sie der Welt ins Gesicht – sie wird zurücklachen!

Der große iss.dich.schlank.-Einkaufsplaner

Auf den folgenden sechs Seiten finden Sie alle Rezepte aus diesem Buch mit den entsprechenden Zutaten aufgelistet. Sie können sich die Seiten kopieren und immer in Ihrer Handtasche dabei haben. Wenn Sie dann unterwegs noch Zutaten für ein bestimmtes Rezept einkaufen müssen, finden Sie sofort die richtigen Mengenangaben in der Liste. Kochen ohne lästiges Planen vorab!

Tipps für den Vorrat

Folgende Lebensmittel sollten Sie als Vorrat immer im Haus haben – sie sind bei den Rezepten unten nicht extra aufgeführt:

Zwiebeln, Knoblauch, Olivenöl, Sonnenblumenöl, Butter, Gemüse- und Fleischbrühe, Balsamessig, Obstessig, Apfelessig, Zitronensaft, Mineralwasser, Agavendicksaft, Honig sowie verschiedene Gewürze (Pfeffer, Currypulver, Kümmel, Rosmarin, Thymian, Oregano, Liebstöckel, Chilipulver, Paprikapulver, Lorbeerblätter, Muskat, Zimt usw.) und Würzzutaten (Senf, Meersalz, Kräutersalz)

Einkaufsliste für die iss.dich.schlank.-Startwoche

◆ **Seite 51**
Lachsröllchen auf Kressebett
1 kleines Ei
3 Stängel Dill
1/2 reife Avocado
4 Scheiben geräucherter Lachs
1 TL Meerrettich aus dem Glas
1/2 Kästchen Kresse

◆ **Seite 51**
Chicorée mit Lachstatar
1 Ei • 150 g geräucherter Lachs
5 Blätter Chicorée
5 Stängel Schnittlauch

◆ **Seite 52**
Käseröllchen
1/2 Kästchen Kresse
2 Stängel Petersilie
6 grüne Oliven ohne Stein
150 g körniger Frischkäse
4 Scheiben Edamer

◆ **Seite 52**
Käse-Spieker
3 Radieschen
80 g Tilsiter am Stück
12 grüne Oliven ohne Stein

◆ **Seite 53**
Käse-Carpaccio
50 g Salatgurke
30 g Rucola
10 Stängel Schnittlauch
100 g Camembert

◆ **Seite 53**
Frischkäse mit Papaya
100 g Papaya
200 g körniger Frischkäse
6 Blättchen Zitronenmelisse

◆ **Seite 54**
Bouillon mit Ei
5 Stängel Schnittlauch
1 kleines Ei

◆ **Seite 55**
Schnelle Hühnersuppe
50 g gegartes Hühnerfleisch
1 dünne Scheibe Ingwer
etwas frische Petersilie

◆ **Seite 55**
Champignoncremesuppe
50 g Champignons • 1 EL Sahne
etwas frische Petersilie

◆ **Seite 56**
Roastbeef-Röllchen
50 g Mungobohnensprossen
50 g Ziegenfrischkäse
5 Roastbeefscheiben

◆ **Seite 56**
Bunte Hackspießchen
150 g Rinderhackfleisch • 125 g Mozzarella • 6 kleine Kirschtomaten
6 Basilikumblätter • 200g Mungobohnensprossen

◆ Seite 57
Sauerkraut mit Geflügelwürstchen
300 g Sauerkraut
2 Geflügelwürstchen

◆ Seite 57
Fruchtiges Ziegenkäsegratin
100 g Papaya
100 g Ziegenkäse aus der Rolle
4 Minzeblättchen

◆ Seite 59
Gratinierte Putenmedaillons
300 g Zucchini • 1 kleine Tomate
125 g Mozzarella • 200 g Putenbrust

◆ Seite 59
Brathuhn mit feurigem Pilz-Lauch-Gemüse
1 kleines küchenfertiges Brathuhn
200 g Champignons • 200 g Lauch
1–2 Tropfen Tabasco
1 TL abgeriebene Zitronenschale

◆ Seite 60
Gefüllte Champignons
8 große Champignons
3 Stängel Petersilie
200 g Rinderhackfleisch
50 g geriebener Gouda
200 g Kopfsalat
10 Stängel Schnittlauch

◆ Seite 60
Avocado-Eier-Ragout auf Endivien
2 große Eier • 1/2 Avocado
10 Stängel Schnittlauch
1 Messlöffel Biobin
1 EL Sahne • 300 g Endiviensalat

◆ Seite 61
Schinken-Pilz-Pfanne mit Ei
150 g Austernpilze
1/2 Bund Schnittlauch
30 g Rinderschinken
30 g Schafskäse • 2 Eier

◆ Seite 61
Krabbencocktail auf Blattsalat
2 mittelgroße Champignons
200 g Kopfsalat • 2 Stängel Dill
250 g Krabben • 50 g Papaya
2 EL Mayonnaise

◆ Seite 62
Gebratene Knoblauchgarnelen
1/2 rote Chilischote
12 mittelgroße Garnelen
2 Stängel Petersilie

◆ Seite 63
Herzhafte Putenspieße mit Rucola
50 g Rucola
4 mittelgroße Champignons
50 g Rinderschinken in Scheiben
8 dünne Putenschnitzel
200 g Tomaten

◆ Seite 63
Kalbsgeschnetzeltes in Pilzrahmsauce
2 dünne Kalbsschnitzel à 125g
80 g Champignons
80 g Austernpilze
80 g Pfifferlinge
1 Messbecher Biobin
3 EL Sahne
1 Stängel Petersilie
150 g Feldsalat

◆ Seite 64
Gebackene Geflügelfleischwurst mit Spiegelei
60 g Geflügelfleischwurst • 2 Eier
200 g Staudensellerie

◆ Seite 64
Gyros-Pfanne mit Schafskäse überbacken
200 g Rindersteak
200 g Champignons • 50 g Schafskäse • 200 g Chinakohl • 10 Stängel Schnittlauch • 1 TL Distelöl

◆ Seite 65
Lachs mit Pfefferkruste und Spinat
400 g frischer Spinat
2 TL eingelegter grüner Pfeffer
200 g Lachsfilet

◆ Seite 65
Schwertfischsteak mit buntem Salat
200 g Schwertfischsteak
200 g Friséesalat • 3 Radieschen
6 grüne Oliven ohne Stein
1 TL frische Thymianblättchen

◆ Seite 67
Rumpsteak mit Kräuterbutter auf Eichblattsalat
1 Stängel Petersilie • etwas Kerbel
300 g Eichblattsalat
200 g Rumpsteak

◆ Seite 67
Fisch im Salzteig mit Endiviengemüse
300 g Viktoriabarschfilet
1 kg grobkörniges Meersalz
350 g Endiviensalat

Einkaufsliste für die iss.dich.schlank.-Schlemmerwoche

◆ Seite 73
Italienische Tomatensuppe
300 g Tomaten • 2 EL Sahne
2 Stängel Basilikum

◆ Seite 73
Kerbelsüppchen
50 g Lauch • 1/2 Bund Kerbel
2 EL Sahne

◆ Seite 74
Paprika mit Makrelensalat
1 rote Paprikaschote
1 Gewürzgurke
1/2 geräucherte Makrele
1 Stängel Petersilie

◆ Seite 74
Avocado mit Lachscreme
1/2 Avocado • 1 Stängel Dill
2 Scheiben gebeizter Lachs
50 g Quark, 20 % Fett i.Tr.
1 TL Meerrettich aus dem Glas

Einkaufsliste für die iss.dich.schlank.-Schlemmerwoche

◆ Seite 75
Garnelenomelett
200 g Salatgurke • 3 Stängel Dill
80 g geschälte rohe Garnelen
2 große Eier

◆ Seite 75
Chicoréesalat mit Krabben
1 Chicorée • 3 Stängel Dill
50 g saure Sahne • 150 g Krabben

◆ Seite 76
Süßer Quark mit Heidelbeersauce
150 g Heidelbeeren
150 g Quark, 20 % Fett i. Tr.
1 kleines Stück Ingwer
2 Minzeblättchen

◆ Seite 77
Beeren-Kefir
100 g frische Beeren,
z. B. Johannisbeeren, Himbeeren,
Brombeeren oder Erdbeeren
200 g Kefir • 1,5% Fett

◆ Seite 77
Marmorierter Erdbeerjoghurt
1 Blatt Gelatine • 100 g Erdbeeren
125 g Joghurt • 2 Minzeblättchen

◆ Seite 78
Käsesandwich
2 Salatblätter
10 Stängel Schnittlauch
1 kleine Tomate
2 Scheiben Vollkornbrot
2 Scheiben Rindersalami
30 g Emmentaler

◆ Seite 78
Ingwerlimonade
2 Limonen • 5 g frischer Ingwer
4 Stängel frische Zitronenmelisse

◆ Seite 79
Tournedos mit Avocadodip und Gurkentatar
2 Bärlauchblätter, ersatzweise
1 kleine Knoblauchzehe
1/2 Avocado • 50 g Frischkäse
1 Spritzer Tabasco • 300 g Salatgurke
2 Scheiben Rinderschinken
2 Scheiben Rinderfilet à 100 g

◆ Seite 79
Fruchtiger Käsesalat
50 g Feldsalat • 200 g Salatgurke
1 säuerlicher Apfel • 1 EL Walnussöl
80 g Gouda • 1/2 Bund Petersilie

◆ Seite 81
Blumenkohl mit Kräuter-Eier-Sauce
1 kleiner Blumenkohl
2 EL Sahne • 2 Eier
je einige Stängel Petersilie, Kerbel,
Schnittlauch, Sauerampfer, Borretsch
50 g saure Sahne • 125 g Joghurt

◆ Seite 81
Eier-Wurst-Salat auf Endivien
300 g Endiviensalat • 2 Eier
50 g Geflügelfleischwurst
1 kleines Bund Schnittlauch
40 g Frischkäse • 125 g Joghurt

◆ Seite 82
Kraut-Lasagne
400 g Weißkraut
2 kleine Tomaten
80 g Champignons
2 EL Olivenöl
200 g Rinderhackfleisch
60 g geriebener Gouda

◆ Seite 83
Spargel-Zander-Salat
200 g Friséesalat • 3 Stängel Petersilie
200 g grüner Spargel • 250 g Zanderfilet • 1 TL Kürbiskernöl

◆ Seite 83
Bunte Fischspieße mit Gurken
2 Mini-Gurken à 150 g
1 rote Paprikaschote
200 g festfleischiger Fisch
z. B. Schwertfisch, Goldbarsch

◆ Seite 84
Ziegenfrischkäse mit Kohlrabi-Apfel-Salat
6 Blätter Zitronenmelisse
1 Kohlrabi • 1 großer säuerlicher Apfel
2 EL Sahne • 75 g Joghurt
75 g Ziegenfrischkäse

◆ Seite 85
Fischcurry mit Blumenkohl
250 g Blumenkohl
200 g Fischfilet,
z. B. Seelachs oder Kabeljau
4 mittelgroße Garnelen
3 EL Sahne
2 Stängel Dill

◆ Seite 85
Meerrettich-Lachs-Päckchen mit Pilzgemüse
4 Wirsingblätter • 1 kleines Bund Dill
2 Lachsfilet à 100 g
100 g Frischkäse
3 TL Meerrettich aus dem Glas
250 g Austernpilze
1 Frühlingszwiebel

◆ Seite 86
Hacksteak Mediterran
400 g Zucchini
3 Zweige Thymian
1 Zweig Rosmarin
200 g Rinderhackfleisch

◆ Seite 86
Hähnchencurry mit Salat
200 g Hähnchenbrustfilet
1 haselnussgroßes Stück Ingwer
2 EL Sahne
1/2 TL Kreuzkümmel
1 Eichblattsalat
1 große Stange Staudensellerie
1 Stängel Kerbel

◆ Seite 87
Gegrillte Lammkoteletts mit Auberginen
1 Aubergine
4 Lammkoteletts

◆ Seite 87
Lammtöpfchen mit Fenchelrohkost
200 g Lammfleischkeule oder Nacken
2 reife Tomaten
1 Frühlingszwiebel
1 Fenchelknolle

◆ Seite 99
Süßer Fitness-Drink
100 g Beerenobst, frisch oder TK
200 g Molke • 100 g Buttermilch
2 TL Blütenpollen

◆ Seite 99
Obstfrühstück
Frisches Obst der Saison
(z. B. Kern-, Stein- Beerenobst oder Zitrusfrüchte)

◆ Seite 100
Käsebrot mit Radieschen
1 Bund Radieschen
1 Scheibe Vollkornbrot
30 g Allgäuer Emmentaler
2 EL Kresse

◆ Seite 100
Lachsbrötchen
2 Blätter Kopfsalat • 1 EL Frischkäse
1 TL Meerrettich aus dem Glas
1 Vollkornbrötchen
2 Scheiben gebeizter Lachs

◆ Seite 101
Kerniges Müsli mit Buttermilch
1 EL ungeschwefelte Rosinen
3 EL Haferflocken
1 TL Sonnenblumenkerne
7 geschälte Mandeln
150 ml Buttermilch

◆ Seite 101
Brombeerquark
100 g Brombeeren
200 g Quark, 20 % Fett i. Tr.
2 EL Mineralwasser

◆ Seite 102
Frischkost-Müsli
1 säuerlicher Apfel • 1 große Möhre
2 TL Leinsamen • 125 g Joghurt
1 EL grob gehackte Haselnusskerne

◆ Seite 103
Pflaumenmüsli
4 Trockenpflaumen • 75 g Joghurt
3 EL Haferflocken • 1 TL Leinsamen

◆ Seite 103
Dinkel-Zimt-Müsli
40 g Dinkelkörner • 125 g Joghurt
1 EL gehackte Haselnüsse

◆ Seite 104
Vitalbrötchen
1 Vollkornbrötchen
3 EL körniger Frischkäse
100 g Mungobohnensprossen

◆ Seite 104
Salamiknäckebrot mit Tomate
2 Salatblätter • 1 Tomate
2 Scheiben Vollkornknäckebrot
2 EL saure Sahne
6 dünne Scheiben Rinder- oder Lammsalami

◆ Seite 104
Gurke mit Forellencreme
150 g Salatgurke • einige Stängel Dill
1 geräuchertes Forellenfilet
30 g Frischkäse
1 EL Meerrettich aus dem Glas

◆ Seite 105
Hausgebeizter Lachs
1/2 TL Steviapulver
1 TL Pfefferkörner
5 Wacholderbeeren
Pimentkörner • 1 Bund Dill
1 Lachsfilet, ca. 750 g

◆ Seite 107
Basilikum-Tomaten-Häppchen
1 Tomate • 60 g Ziegenkäse
10–12 Blättchen Basilikum
1 Scheibe Vollkornbrot

◆ Seite 107
Garnelen-Saté-Spießchen
2 Stangen Staudensellerie
1 kleines Stück rote Chilischote
2 EL Sesamöl • 16 rohe Garnelen

◆ Seite 108
Camembert-Canapés
1 Scheibe Vollkornbrot
50 g Camembert
1 kleines Bund Schnittlauch
3 EL Quark, 20 % Fett i.Tr.

◆ Seite 108
Sardelleneier
2 Eier • 4 EL Kresse • 4 Sardellenfilets
1 EL Crème fraîche
einige Salatblätter

◆ Seite 109
Pumpernickel mit Bündner Fleisch
1 kleine Salatgurke
5 Pumpernickeltaler • 2 EL Frischkäse
5 Scheiben Bündner Fleisch
5 grüne Oliven ohne Stein

◆ Seite 109
Gurkenschiffchen mit Eier-Lachs-Tatar
1 großes Ei • 1 Mini-Gurke, ca. 150 g
1 kleines Bund Schnittlauch
125 g Joghurt • 1 EL Crème fraîche
50 g gebeizter Lachs

◆ Seite 110
Schinkenrühreier mit Tomaten
30 g roher Rinderschinken
10 Stängel Schnittlauch
2 Eier • 2 Tomaten

◆ Seite 111
Auberginen-Tortilla
1 kleine Aubergine • 2 Eier • 1 Tomate

◆ Seite 111
Mozzarella-Tomaten-Snack
1 Fleischtomate • 80 g Mozzarella
8 Basilikumblättchen

◆ Seite 112
Gefüllte Papaya mit Krabbensalat
1 Ei • 2 Blätter Kopfsalat
75 g gegarte Krabben • 75 g Joghurt
1 TL Mayonnaise • 1/2 Papaya
1 Stängel glatte Petersilie

◆ Seite112
Champignon-Roastbeef-Carpaccio
3 Champignons • 4 Scheiben Roastbeef • 3 Stängel Petersilie
1 EL Walnussöl

◆ Seite 113
Blattsalat mit Knoblauch-Croûtons
1 kleiner Radicchio
1 kleines Bund Rucola
1/2 Bund Radieschen
1 kleines Bund Schnittlauch
1 Zweig Majoran • 2 EL saure Sahne
1 kleines Vollkornbrötchen vom Vortag

Einkaufsliste für das iss.dich.schlank.-Endlosprogramm

◆ Seite 113
Putenbrustsalat auf Chicorée
1 Ei • 1 Chicorée
1/2 Bund Rucola
1/2 Bund Petersilie
50 g geräucherte Putenbrust
1 EL Crème fraîche
1 TL Mayonnaise • 80 g Joghurt
1 TL Meerrettich aus dem Glas

◆ Seite 115
Rucolasalat mit gebratenen Champignons
100 g Champignons
1 kleines Bund Rucola
6 Kirschtomaten
20 g Parmesan (am Stück)

◆ Seite 115
Nudelsalat
80 g Tagliatelle • 1 Möhre
100 g Erbsen (TK)
1 kleine rote Paprikaschote
50 g Rindersalami
1 EL Crème fraîche
80 g Joghurt • 1/2 Bund Petersilie

◆ Seite 116
Eintopf mit Würstchen
1/2 Stange Lauch
50 g Knollensellerie
1 Möhre • 2 Tomaten
2 Blätter Liebstöckel
2 EL Sahne
2 Geflügelwürstchen
3 Stängel Petersilie

◆ Seite 116
Pellkartoffeln mit Zwiebelquark
200 g kleine Kartoffeln
1/2 Bund Schnittlauch
125 g Quark, 20 % Fett i.Tr.
1 Kohlrabi

◆ Seite 117
Apfel-Kartoffel-Salat
200 g kleine Kartoffeln
1 abgelagerter Apfel
1 Gewürzgurke • 2 TL Mayonnaise
30 g Schafskäse • einige Stängel Dill
2 Fleischtomaten

◆ Seite 117
Griechischer Salat mit Petersiliensauce
1 Salatherz • 1 gelbe Paprikaschote
1 Tomate • 5 Stängel Petersilie
1 EL Sojacreme • 80 g Schafskäse

◆ Seite 118
Dinkel-Paprika-Salat mit Schafskäse
40 g Dinkelkörner
1 rote Paprikaschote
1 gelbe Paprikaschote
6 schwarze Oliven
50 g Schafskäse

◆ Seite 119
Geflügelsalat
200 g Hühnerbrust
100 g Knollensellerie
1/2 Papaya • 125 g Joghurt
1 TL Mayonnaise • 1 kleiner Kopfsalat
3 Stängel Petersilie

◆ Seite 119
Cevapcici mit Krautsalat
400 g Weißkohl • 2 EL Crème fraîche
200 g Rinder- oder Lammhackfleisch

◆ Seite 120
Schollenröllchen mit fruchtigem Feldsalat
3 küchenfertige Schollenfilets
1/2 TL Kardamom
2 Scheiben frische Ananas
100 ml frisch gepresster Orangensaft
2 EL Sahne • 50 g Feldsalat
1 rote Paprikaschote

◆ Seite 120
Schwertfisch aus dem Wok
1 Salatgurke
einige Stängel Dill
1 Scheibe Schwertfisch, 200 g
4 dünne Zitronenscheiben

◆ Seite 121
Viktoriabarsch mit Brokkoli
1 EL Pinienkerne • 400 g Brokkoli
1 Viktoriabarschfilet, 200 g
10 g Kräuterbutter

◆ Seite 121
Bunter Fischsalat
200 g Brokkoli
1 Fischfilet, 200 g
1 kleine Paprikaschote
1 Tomate
2 EL Maiskörner (TK)
3 Stängel Petersilie

◆ Seite 123
Lamm mit grünen Bohnen
400 g grüne Bohnen
1 Zweig Bohnenkraut
200 g Lammfilet
10 g Kräuterbutter

◆ Seite 123
Herzhafte Wirsingrouladen
1 kleiner Kopf Wirsing
200 g Rinderhackfleisch
1 kleines Eigelb
4 Scheiben Rinderschinken
1 EL saure Sahne
1 Msp. Sambal Oelek
2 EL Sahne

◆ Seite 124
Gemüsegratin mit Dreikäsesauce
200 g Möhren
200 g Blumenkohl
70 g Sahne
30 g geriebener Greyerzer
10 g Schmelzkäse
20 g geriebener Gouda

◆ Seite124
Ratatouille mit Ziegenkäse
2 reife Tomaten
1 kleine Aubergine
1 kleine Zucchini
1 kleine rote Paprikaschote
1/2 TL Sambal Oelek
50 g Ziegenkäse von der Rolle
1 EL Pinienkerne

◆ Seite 125
Gemüse-Reis-Topf mit Pfifferlingen
60 g Naturreis • 150 g Möhren
125 g Zuckerschoten
1 Frühlingszwiebel • 150 g Pfifferlinge
1/2 Bund Petersilie

◆ **Seite 125**
Rosenkohlsalat mit Eier-Kräuter-Sauce
2 Eier • 200 g Rosenkohl
1 kleiner Eichblattsalat
30 g Sprossen, Mungobohnen oder Alfalfa
1 kleines Bund Kräuter, z. B. Petersilie, Schnittlauch, Basilikum, Sauerampfer
2 EL saure Sahne • 100 g Joghurt

◆ **Seite 126**
Kartoffeln vom Blech mit Matjestatar
200 g kleine fest kochende Kartoffeln
2 Matjesfilets • 1 Salatgurke
1 Salatgurke • 2 Stängel Dill
2 EL saure Sahne

◆ **Seite 127**
Griechische Paprikasuppe
50 g Schafskäse • 2 reife Tomaten
1 rote Paprikaschote
1 EL Tomatenmark
1 TL Sambal Oelek

◆ **Seite 127**
Kartoffel-Auberginen-Gratin
200 g Kartoffeln
2 EL Sahne • 1 Aubergine
60 g Allgäuer Emmentaler in Scheiben

◆ **Seite 128**
Pikanter Gemüsereis aus dem Wok
60 g Naturreis
200 g Blumenkohl
1 Möhre • 1 Frühlingszwiebel
1 EL Kokosflocken
1 getrocknete rote Chilischote
60 ml Kokosmilch aus der Dose
1/4 TL gelbe Currypaste

◆ **Seite 128**
Gemüsepfanne mit Spiegeleiern
1 Zucchini • 1 rote Paprikaschote
2 EL Maiskörner, TK
2 Eier • 1 Stängel Petersilie

◆ **Seite 129**
Zwiebel-Bulgur mit Schafskäse
2 EL Pinienkerne • 40 g Bulgur
3 Tomaten • 50 g Schafskäse

◆ **Seite 129**
Tagliatelle mit Nusspesto
80 g Tagliatelle
50 g Spinat • 60 g Schafskäse
6 Walnusskernhälften
1/2 TL Sambal Oelek
1 rote Paprikaschote
6 schwarze Oliven

◆ **Seite 131**
Spaghetti mit Fenchelsahne
1 Fenchelknolle
1 haselnussgroßes Stück Ingwer
40 g Sahne
40 g geriebener Greyerzer oder Emmentaler • 80 g Spaghetti
1 TL Walnussöl • 1 TL Anislikör
1 Msp. Kardamom

◆ **Seite 131**
Pasta mit Zucchini-Käse-Sauce
80 g Vollkorn-Makkaroni
400 g Zucchini • 60 g Sahne
40 g geriebener Greyerzer

◆ **Seite 132**
Marzipan-Joghurt
125 g Joghurt
1 TL fein gemahlene Mandeln
1 Tropfen Bittermandelöl

◆ **Seite 132**
Orangencreme
2 Blatt Gelatine • 2 Saftorangen
125 g Joghurt • 2 Minzeblättchen

◆ **Seite 133**
Geeiste Bananencreme mit Zimtsahne
1 große Banane • 80 g Joghurt
40 g Sahne • 2 Minzeblättchen

◆ **Seite 133**
Zitronen-Joghurt-Eis
100 ml frisch gepresster Zitronensaft
125 g Joghurt • 100 g Sahne
1 Zitronenscheibe

◆ **Seite 134**
Erdbeer-Mousse
2 Blatt Gelatine • 150 g Erdbeeren
1 Eigelb • 100 g Quark, 20 % Fett i.Tr.
3 EL geschlagene Sahne

◆ **Seite 135**
Himbeer-Wackelpudding
6 Blatt Gelatine • 150 g Himbeeren
etwas Sahne (für Deko-Tupfer)

◆ **Seite 135**
Mango-Sahne-Torte
2 Eier • 750 g Quark, 20 % Fett i.Tr.
1 leicht gehäufter EL Sojamehl
80 ml Ahornsirup • 10 Blatt Gelatine
2 reife Mangos • 500 g Sahne

◆ **Seite 136**
Heidelbeer-Kefir
50 g Heidelbeeren • 200 g Kefir
2 Blätter Zitronenmelisse

◆ **Seite 136**
Eistee
1 kleines Bund Minzeblättchen
1 EL grüner Tee (lose Blätter)

◆ **Seite 137**
Limonade
100 ml frisch gepresster Limettensaft
1 Stängel frische Minze

◆ **Seite 137**
Vital-Drink
1/2 kleiner säuerlicher Apfel
1 kleine Möhre
150 ml Apfelsaft ohne Zucker
50 ml Kokosmilch aus der Dose

Literaturquellen

- **ARD/W wie Wissen:** Weg mit dem Speck – Sinn und Unsinn von Diäten. Sendung vom 21.04.2004
- **Atkins, Robert:** Die neue Atkins-Diät. Mosaik bei Goldmann 1999
- **Elmadfa, Prof. Dr. Ibrahim, et al.:** Die große GU Nährwert-Kalorien-Tabelle. Gräfe und Unzer 2003
- **FOCUS 25/2004:** Die Diät-Revolution. Das Geheimnis von Fett und Kohlenhydraten (S. 68–80)
- **Hamm, Prof. Dr. Michael:** Fit, gesund und schlank mit dem GLYX. Knaur Ratgeber 2003
- **Ohne Autor:** Kalorien mundgerecht. Umschau/Braus 2000
- **Schmandke, Horst:** Süß schmeckende Steviolglykosid-Derivate mit blutglucose- und blutdrucksenkender Wirkung. Ernährungs-Umschau 51 (2004), S. 455–458
- **Vasey, Christopher:** Das Säure-Basen-Gleichgewicht. Knaur Ratgeber 2003

Die Nährwerte bei den Rezepten wurden mit dem Programm EBIS Pro berechnet.

BEZUGSHINWEISE ZU STEVIA

Stevia und Produkte daraus sind europaweit nicht als Lebensmittel zugelassen, das Zulassungsverfahren befindet sich momentan in der Prüfungsphase. Für eine abschließende Bewertung der Lebensmittelsicherheit liegen nach Ansicht des EU-Ausschusses noch keine ausreichenden Untersuchungen vor. In diesem Buch wird Stevia v. a. als Alternative zu Agavendicksaft eingesetzt. Weitere Informationen zu Stevia und Bezugsadressen von Produkten auf Stevia-Basis können Sie im Internet unter folgenden Adressen finden:

El Compra Naturwaren
In der Hohl 8
56630 Kretz
Tel. 0 26 32/94 63 60
e-mail: naturwaren@elcompra.de
Homepage: www.elcompra.de

Medherbs – Kräuter für Leib und Seele
Aunelstr. 70
65199 Wiesbaden
Tel. 06 11/84 60 015
e-mail: bestellung@medherbs.de
Homepage: www.medherbs.de

Weitere Homepage-Adressen:
www.natur-oase.de
www.freestevia.de

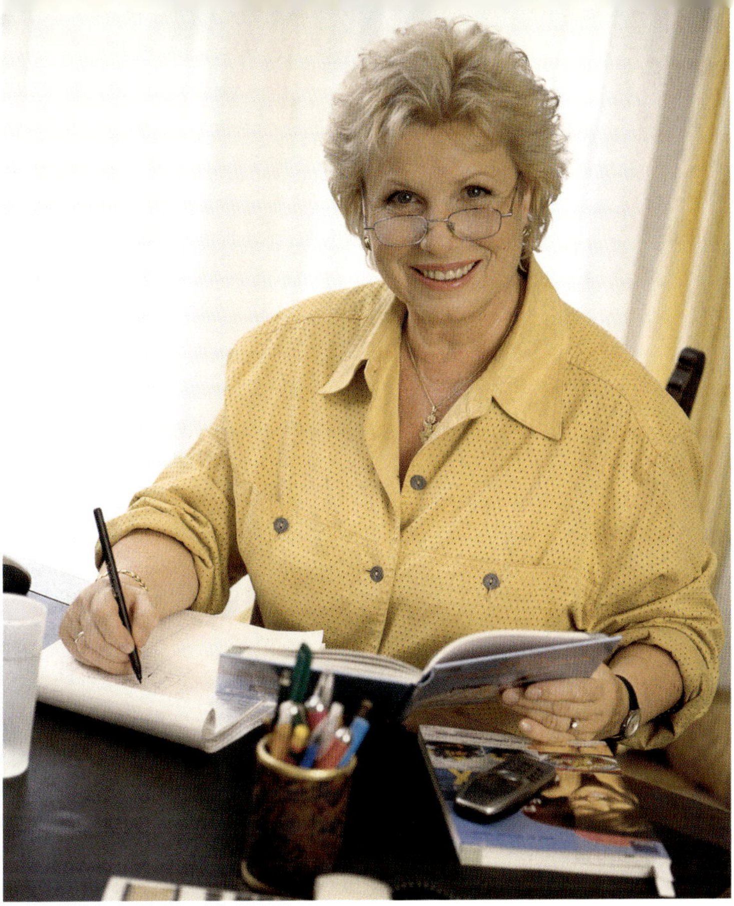

Liebe Leserin, lieber Leser, wenn Sie zu meinem iss.dich.schlank.-Programm Fragen haben, rufen Sie mich an oder mailen mir einfach!

Ihr persönlicher Kontakt zur Autorin

Gut essen – trotzdem Gewicht verlieren, mit der iss.dich.schlank.-Methode kein Problem. Ursula Summ, Bestseller-Autorin zahlreicher Trennkost-Bücher, betreut seit vielen Jahren Gruppen mit Übergewichtigen und entwickelte aus diesen Erfahrungen heraus ein überzeugend einfaches Abnehmprogramm. Mit der iss.dich.schlank.-Methode macht sie begreiflich, dass der Schlüssel zur Gewichtsabnahme nicht im Entsagen liegt, sondern im richtigen Essen. Fasten und Kalorienzählen sind hier tabu, stattdessen führt die richtige Strategie zum Erfolg.

Weitere kostenlose Informationen rund um das Abnehmen, erhalten Sie bei:

Trennkost-Club Ursula Summ,
Buzon N° 356
Calle Patricio Ferrandiz 40,
E-03700 Denia/Alicante, Spanien
Tel. 0034 966 421 120,
Fax 0034 965 784 715

INFO

Der neue Weg zum Wunschgewicht ...

Homepage:
www.iss-dich-schlank-info.de

e-mail:
info@iss-dich-schlank-info.de

Sachregister

Alkohol 35
Atemtherapie 146 f.
Atkins-Diät 12

Basenpulver 45
Bauchspeicheldrüse 10, 23 ff., 44, 89
Beschwerden,
- Herz-Kreislauf 144
- rheumatische 12
Bewegung 140, 144
Blut 23, 25 f., 28, 143 f.
Blutzuckerspiegel 23, 26, 28, 35, 39, 89, 144

Cholesterin 20 f.

Darmprobleme 13, 89
Diabetiker 19, 25, 39, 89

Eiweiß 20, 25, 34, 46, 90 f.
Endlosprogramm 32, 34 f., 44, 69, 89 ff.
Energie 21, 25, 141, 143, 146 f.

Fette 19 ff., 45, 143
- tierische 20 f.
- gehärtete 21

Gehirn 21, 26, 144
Gelenkschmerzen 12
Gewicht, biologisches 18
Gewichtsabnahme 18 ff., 28, 32, 34 f., 45, 69, 89
Glukose 21 ff., 25, 28, 143 f.
Glykämischer Index (GLYX) 28 f., 34, 69

Haysche Trennkost 13
Herzerkrankungen 21, 25
Hyperglykämie (siehe Überzuckerung)
Hypoglykämie (siehe Unterzuckerung)

Immunsystem 144
Insulin 23 ff., 32, 38, 44, 46, 69, 144

Kalium 35
Kohlenhydrate 19 ff., 27 f., 34, 39, 44, 46, 69, 89 ff.
- einfache 22, 27
- komplexe 22, 28
Kohlenhydratstoffwechselstörung 21, 23
Kombiplan 92 ff.
Kombis (siehe neutrale Nahrungsmittel)

Lebensmitteltabelle 47, 69, 92 ff.
Linolensäure 20 f.
Lymphe 144

Mittelmeerkost 19
Muskelaufbau 25

Nahrungsmittel,
- eiweißreiche 34, 90 ff.
- kohlenhydratfreie 46 f.
- kohlenhydratreiche 34, 90 f., 93
- neutrale 34, 90 f., 93 ff.
Nerven 21, 26, 147

Omega-3-Fettsäure 19 f.
Osteoporose 144

Pflanzenöle 20

Sauerstoff 144
Säure-Basen-Haushalt 89
Schlaganfall 21, 25
Schlankheitswahn 16
Schlemmerwoche 32, 35, 44 f., 69 ff.
Schrothkur 13
Startwoche 32, 44 f., 46 ff.
Stevia-Pflanze 38 f.
Stoffwechsel 18, 25, 32, 38, 44, 144
Süßungsmittel 38
Syndrom, metabolisches 25

Trennkost 10, 13, 19, 34
Trinken 35

Übersäuerung 45, 89
Überzuckerung 26, 89
Übungen 141 ff., 148 f.
Unterzuckerung 26 f., 44, 89

Verspannungen 147

Wochenplan 44, 48 f., 96 f.

Zelle 21, 23, 25, 35, 144
Zucker 38 f., 46
Zuckerstoffe (siehe Glukose)

Rezeptregister

Apfel-Kartoffel-Salat 117
Auberginen-Tortilla 111
Avocado mit Lachscreme 74
Avocado-Eier-Ragout auf Endivien 60

Basilikum-Tomaten-Häppchen 107
Beeren-Kefir 77
Blattsalat mit Knoblauch-Croûtons 113
Blumenkohl mit Kräuter-Eier-Sauce 81
Bouillon mit Ei 54
Brathuhn mit feurigem Pilz-Lauch-Gemüse 59
Brombeerquark 101
Bunte Fischspieße mit Gurken 83
Bunte Hackspießchen 56
Bunter Fischsalat 121

Camembert-Canapés 108
Cevapcici mit Krautsalat 119
Champignoncremesuppe 55
Champignon-Roastbeef-Carpaccio 112
Chicorée mit Lachstatar 51
Chicoréesalat mit Krabben 75

Dinkel-Paprika-Salat mit Schafskäse 118
Dinkel-Zimt-Müsli 103

Eier-Wurst-Salat auf Endivien 81
Eintopf mit Würstchen 116

Eistee 136
Erdbeer-Mousse 134

Fisch im Salzteig mit Endiviengemüse 67
Fischcurry mit Blumenkohl 85
Frischkäse mit Papaya 53
Frischkost-Müsli 102
Fruchtiger Käsesalat 79
Fruchtiges Ziegenkäsegratin 57

Garnelenomelett 75
Garnelen-Saté-Spießchen 107
Gebackene Geflügelfleischwurst mit Spiegelei 64
Gebratene Knoblauchgarnelen 62
Geeiste Bananencreme mit Zimtsahne 133
Geflügelsalat 119
Gefüllte Champignons 60
Gefüllte Papayas mit Krabbensalat 112
Gegrillte Lammkoteletts mit Auberginen 87
Gemüsegratin mit Dreikäsesauce 124
Gemüsepfanne mit Spiegeleiern 128
Gemüse-Reis-Topf mit Pfifferlingen 125
Gratinierte Putenmedaillons 59
Griechische Paprikasuppe 127
Griechischer Salat mit Petersiliensauce 117
Gurke mit Forellencreme 104
Gurkenschiffchen mit Eier-Lachs-Tatar 109

Gyros-Pfanne mit Schafskäse überbacken 64

Hacksteak Mediterran 86
Hähnchencurry mit Salat 86
Hausgebeizter Lachs 105
Heidelbeer-Kefir 136
Herzhafte Putenspieße mit Rucola 63
Herzhafte Wirsingrouladen 123
Himbeer-Wackelpudding 135

Ingwerlimonade 78
Italienische Tomatensuppe 73

Kalbsgeschnetzeltes in Pilzrahmsauce 63
Kartoffeln vom Blech mit Matjestatar 126
Kartoffeln-Auberginen-Gratin 127
Käsebrot mit Radieschen 100
Käse-Carpaccio 53
Käseröllchen 52
Käsesandwich 78
Käse-Spieker 52
Kerbelsüppchen 73
Kerniges Müsli mit Buttermilch 101
Krabbencocktail auf Blattsalat 61
Kraut-Lasagne 82

Lachs mit Pfefferkruste und Spinat 65
Lachsbrötchen 100
Lachsröllchen auf Kressebett 51

Lamm mit grünen Bohnen 123
Lammtöpfchen mit Fenchelrohkost 87
Limonade 137

Mango-Sahne-Torte 135
Marmorierter Erdbeerjoghurt 77
Marzipan-Joghurt 132
Meerrettich-Lachs-Päckchen mit Pilzgemüse 85
Mozzarella-Tomaten-Snack 111

Nudelsalat 115

Obstfrühstück 99
Orangencreme 132

Paprika mit Makrelensalat 74
Pasta mit Zucchini-Käse-Sauce 131
Pellkartoffeln mit Zwiebelquark 116
Pflaumenmüsli 103
Pikanter Gemüsereis aus dem Wok 128
Pumpernickel mit Bündner Fleisch 109
Putenbrustsalat auf Chicorée 113

Ratatouille mit Ziegenkäse 124
Roastbeef-Röllchen 56
Rosenkohlsalat mit Eier-Kräuter-Sauce 125
Rucolasalat mit gebratenen Champignons 115
Rumpsteak mit Kräuterbutter auf Eichblattsalat 67

Salamiknäckebrot mit Tomate 104
Sardelleneier 108
Sauerkraut mit Geflügelwürstchen 57
Schinken-Pilz-Pfanne mit Ei 61
Schinkenrühreier mit Tomaten 110
Schnelle Hühnersuppe 55
Schollenröllchen mit fruchtigem Feldsalat 120
Schwertfisch aus dem Wok 120
Schwertfischsteak mit buntem Salat 65
Spaghetti mit Fenchelsahne 131
Spargel-Zander-Salat 83
Süßer Fitness-Drink 99
Süßer Quark mit Heidelbeersauce 76

Tagliatelle mit Nusspesto 129
Tournedos mit Avocadodip und Gurkentatar 79

Viktoriabarsch mit Brokkoli 121
Vitalbrötchen 104
Vital-Drink 137

Ziegenfrischkäse mit Kohlrabi-Apfel-Salat 84
Zitronen-Joghurt-Eis 133
Zwiebel-Bulgur mit Schafskäse 129

Bibliografische Information
Die Deutsche Bibliothek
Die Deutsche Bibliothek verzeichnet diese Publikation in der Deutschen Nationalbibliografie; detaillierte bibliografische Daten sind im Internet über http://dnb.ddb.de abrufbar.

WICHTIGER HINWEIS

Die im Buch veröffentlichten Ratschläge wurden von Verfasser und Verlag sorgfältig erarbeitet und geprüft. Eine Garantie kann dennoch nicht übernommen werden. Ebenso ist die Haftung des Verfassers bzw. des Verlages und seiner Beauftragten für Personen-, Sach- und Vermögensschäden ausgeschlossen.

Projektleitung:
Kathrin Gritschneder
Redaktion:
Annette Gillich
Korrektorat:
Damla Özbay

Bildredaktion:
Sylvie Busche (Ltg.),
Margit Schultzke
Autorinfotos:
Norbert Hellinger
Rezeptfotos:
Brigitte Sporrer
Food-Styling:
Julia Skowronek
Für die Tischwäsche danken wir den Firmen Colefax und Fowler (S. 78, 84, 130) und Designers Guild (S. 88, 92, 110, 114, 126, 138, 146).

Bildnachweis:
Umschlagfotos: Norbert Hellinger, Foodphotography: Eising/Martina Görlach
Übrige Fotos: Jump/Martina Sandkühler S. 143, Lars Matzen S. 149; Mauritius-images/S. Mayer S. 23, Stock Shop S. 24; Medherbs, Wiesbaden S. 39; privat S. 37.

Umschlaggestaltung:
ZERO, München
Layout und Satz:
Dorothee Griesbeck
Die Buchmacher, München
Herstellung:
Dagmar Guhl
Reproduktion:
kaltnermedia, Bobingen
Druck und Bindung:
Offizin Andersen Nexö Leipzig GmbH

Printed in Germany
Gedruckt auf umweltfreundlich chlorfrei gebleichtem Papier.

ISBN 3-426-64155-0

5 4 3 2